JN335291

高齢者の
ポリファーマシー

多剤併用を整理する知恵とコツ

東京大学大学院医学系研究科加齢医学講座 教授　**秋下雅弘** 編著

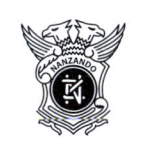

南山堂

執筆者一覧 (執筆順)

秋下 雅弘	東京大学大学院医学系研究科加齢医学講座 教授
海老原 覚	東邦大学大学院医学研究科リハビリテーション医学講座 教授
鈴木 裕介	名古屋大学医学部附属病院地域連携・患者相談センター 病院准教授
樋坂 章博	千葉大学大学院薬学研究院臨床薬理学 教授
澤田 康文	東京大学大学院薬学系研究科育薬学講座 教授
石井 伸弥	東京大学大学院医学系研究科加齢医学講座 助教
金子 英司	東京医科歯科大学歯学教育システム研究センター 准教授
清水 敦哉	国立研究開発法人国立長寿医療研究センター循環機能診療科 医長
江頭 正人	東京大学医学部附属病院教育研修部 准教授
竹屋 泰	大阪大学大学院医学系研究科老年・総合内科学 助教
猪阪 善隆	大阪大学大学院医学系研究科腎臓内科学 教授
寺本 信嗣	筑波大学附属病院ひたちなか社会連携教育研究センター呼吸器内科 教授
山田 択	関東中央病院代謝内分泌内科
長谷部 正紀	済生会横浜市東部病院糖尿病・内分泌内科
水野 有三	関東中央病院代謝内分泌内科 部長
青木 裕章	順天堂大学大学院医学研究科泌尿器外科学講座 助教
堀江 重郎	順天堂大学大学院医学研究科泌尿器外科学講座 教授
須藤 紀子	関東中央病院健康診断科 部長
水上 勝義	筑波大学大学院人間総合科学研究科 教授
浦野 友彦	東京大学大学院医学系研究科加齢医学講座 講師
杉原 毅彦	東京都健康長寿医療センター膠原病・リウマチ科 医長
住谷 昌彦	東京大学医学部附属病院緩和ケア診療部 部長
小島 太郎	東京大学大学院医学系研究科加齢医学講座 助教
髙瀬 義昌	医療法人社団至高会たかせクリニック 理事長
榊原 幹夫	公益財団法人杉浦記念財団
金澤 幸江	東京理科大学薬学部 臨床教授/一般社団法人土浦薬剤師会 会長
赤沢 学	明治薬科大学公衆衛生・疫学研究室 教授

序

　わが国は，国民の4人に1人が65歳以上，8人に1人が75歳以上という世界が経験したことのない超高齢社会を迎えています．さらに，2025年には団塊の世代700万人が75歳以上となり，その医療・介護負担への危機感から2025年問題と呼ばれています．このように，今後ますます高齢化が進むわが国において，高齢者医療の質を上げつつ，効率化を図るという一見相反する2つのことを成し遂げなければなりません．

　その鍵になるのがポリファーマシー対策だと考えられます．高齢者に要する医療費，特に薬剤費の増加が医療財政を圧迫していることは周知の事実です．一方で，高齢者緊急入院の3～6%は薬剤起因性であり，薬物有害事象は長期入院のリスクを倍増すると報告されており（Kojima T, et al：J Am Geriatr Soc, 2012），年間数百億円にも上るとされる残薬問題とともに，健康状態を改善して医療費を削減するはずの薬物療法が医療費高騰の主役となっているのが現実です．この状況は，高齢者に対する薬物療法の考え方と実践方法を変えることで改善しなければいけません．つまり，疾患単位に治療薬を使う"足し算医療"からの脱却であり，可能な限り無駄をなくす効率的な医療への転換です．適切な薬剤削減は，無駄な薬剤費を減らし，本当に必要な薬剤費へ回すという点で，過少医療対策にもなるのです．

　ポリファーマシー（polypharmacy）は，多剤併用，多剤服用，多剤処方などと訳され，海外では5種類以上，わが国でも5～6種類以上の薬を併用している状態とされることが多いのですが，明確な定義はありません．最近は，「複数の薬剤を併用することに伴う諸問題がある場合」をポリファーマシーという老年症候群として捉える考え方に変わってきているようです．つまり，10種類の薬を併用していても，それらが本当に必要で，きちんと服用でき，病態安定と本人の満足が得られているのであれば，ポリファーマシーではないのです．逆に，3種類の併用でも問題があればポリファーマシーです．数は目安であり，本質的にはその中身が大切です．

このようなことから，南山堂の月刊誌『薬局』で「高齢者の多剤併用」を特集したところ，読者からの評判がよかったため，今回その内容を発展させて書籍としてまとめました．本書では「高齢者のポリファーマシー」にスポットを当て，ポリファーマシーをどのように考えて対応していけばよいかが学べるように，基礎知識から処方適正化の実践例までを，わが国を代表するトップランナーの先生方に解説していただきました．ポリファーマシーのみを取り上げ，深く掘り下げた，おそらくわが国初の書籍をどうぞお楽しみください．

　2016年3月

秋下 雅弘

目次

第1章 ポリファーマシーを考える上での基礎知識

1 ポリファーマシーの実態と問題点 ……………………………（秋下雅弘） 2
2 加齢による生理変化と老年症候群 ……………………………（海老原 覚） 9
3 老年症候群と似た症状を呈する副作用 ………………………（鈴木裕介） 16
4 加齢による薬物動態学的変化と高齢者で注意すべき
　薬物相互作用 ……………………………………………………（樋坂章博） 26
5 薬物相互作用情報と患者リスクの考え方 ……………………（澤田康文） 37

第2章 ポリファーマシーの高齢者に対する処方整理の実践

1 処方整理のためのツール ………………………………………（石井伸弥） 46
2 処方整理の進め方 ………………………………………………（金子英司） 54

第3章 個々の疾患に対する処方整理の考え方

1 虚血性心疾患 ……………………………………………………（清水敦哉） 78
　症例 起立性低血圧により意識消失発作を来した,
　　　心筋梗塞治療後の76歳, 男性　79
　症例 冠動脈内ステント留置術後早期の77歳, 男性　81
　症例 狭心症治療薬を整理した86歳, 女性　83

2 不整脈 ……………………………………………………………（江頭正人） 86
　症例 動悸を訴えて来院された84歳, 女性　92

目次

3 高血圧症 ……………………………………………（竹屋　泰）96
　症例 発作性の血圧上昇を来た84歳，女性　101

4 慢性腎臓病 ……………………………………………（猪阪善隆）104
　症例 軽度の過降圧により急性腎障害を来した77歳，男性　104
　症例 骨粗鬆症治療中に急性腎障害を来した82歳，女性　106

5 慢性閉塞性肺疾患（COPD） ……………………………（寺本信嗣）110
　症例 適切な薬剤に変更し，薬剤数が減少して効果が増した76歳，男性　122
　症例 LABA重複により低カリウム血症が生じた75歳，男性　123

6 糖尿病 ………………………………（山田　択，長谷部正紀，水野有三）126
　症例 治療を簡略化し，副作用のリスクを軽減できた83歳，女性　131

7 前立腺肥大症・過活動膀胱 ………………………（青木裕章，堀江重郎）134
　症例 前立腺肥大症および過活動膀胱の75歳，男性　138

8 便秘・GERD …………………………………………（須藤紀子）141
　症例 処方整理により便通が改善した87歳，女性　147
　症例 GERDによる胸痛を訴えた82歳，女性　151

9 うつ病・認知症 ………………………………………（水上勝義）153
　症例 薬剤減量に成功したうつ病の86歳，女性　156
　症例 薬剤減量に成功した認知症の75歳，女性　159

10 骨粗鬆症 ……………………………………………（浦野友彦）161
　症例 高カルシウム血症，高カルシウム尿症を認めた65歳，女性　167

11 関節リウマチ ……………………………………………（杉原毅彦）170
　症例　治療初期から多剤併用にて治療強化を行った75歳，女性　170
　症例　感染症を合併した高齢RA患者81歳，女性　174

12 慢性疼痛 ………………………………………………（住谷昌彦）180
　症例　高齢者のNSAIDsに抵抗性の変形性膝関節症82歳，女性　186

第4章 ポリファーマシーの高齢者に対する服薬管理

1 服薬管理の考え方 ………………………………………（小島太郎）192
2 地域連携の重要性 ………………………………………（髙瀬義昌）200
3 訪問薬剤管理のポイント ………………………………（榊原幹夫）206
　　Column　218
**4 ブラウンバッグ運動からの医薬品適正処方・
　　適正使用へのアプローチ** ……………………（金澤幸江，赤沢　学）219

索　引 ………………………………………………………………… 227

第 1 章

ポリファーマシーを考える上での基礎知識

1 ポリファーマシーの実態と問題点

　高齢者では，複数の慢性疾患を有するためポリファーマシー（polypharmacy）となることが多く，薬物有害事象や服薬管理上の問題を生じやすい．特に，要介護高齢者は，認知機能障害や介護力不足によりポリファーマシーの問題が顕在化しやすい．ここでは，ポリファーマシーの実態と問題点について解説する．

ポリファーマシーの実態

　図1-1に，大学病院老年科5施設で行った外来患者の処方調査の結果（660例，平均76±9歳，男性37%）[1]を示す．年齢とともに合併疾患数（平均3.5疾患）が増加し，同様に処方薬剤数（4.4剤）も増加している．一方，疾患当たりの処方薬剤数は平均1.3剤で，年齢による変化は見られなかった（$r=0.012$, $P=$

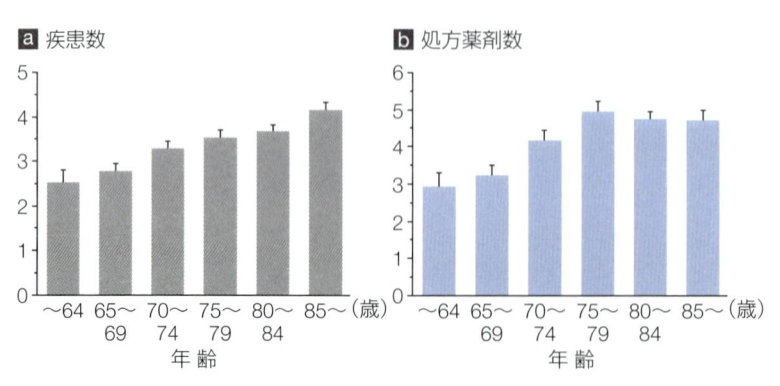

図1-1　外来患者の保有疾患数と処方薬剤数の加齢変化
2003年に行った大学病院老年科5施設（東京大，杏林大，名古屋大，京都大，金沢医大）の調査結果．
疾患数，薬剤数ともに年齢とともに増加するが，疾患当たりの薬剤数は平均1.3剤で，年齢による変化は見られなかった．

（文献1より引用，一部改変）

0.76). 要するに，高齢者の処方薬剤数は年齢ではなく合併疾患数に依存するという結果だが，過去の外来調査[2]でも，東京大学医学部附属病院老年病科の入院患者調査（886例，平均76±8歳，平均1.5剤/疾患，年齢との$r=-0.026$）でも同様であった．

このように，疾患1つに対し平均1ないしは2剤を処方されている実態はどのように生じるのであろうか？ 例えば，高齢者の最たるcommon diseaseである高血圧を考えると分かりやすい．日本高血圧学会による高血圧治療ガイドラインによると，まず生活習慣の修正を行い，それでも血圧管理が不十分であれば4系統の降圧薬のどれかを処方し，それでもなお降圧不十分であれば2剤さらに3剤と併用することが推奨されている．実際には，高齢者の生活習慣の是正は困難であり，1剤さらには2剤と降圧薬を処方するに至る．決して高血圧のガイドラインが特殊なのではない．併用に至るステップが簡明に表現されているだけであり，他の疾患ガイドラインでも手順は同様である．つまり，疾患当たり1～2剤は薬物療法のマニュアルやガイドラインに従った結果であり，標準治療の表れとも言える．

しかし，次項に述べるようなポリファーマシーの問題点が高齢者には存在するので，多病ゆえに生じるポリファーマシーにも一定のブレーキが必要ではないか．最近は，高血圧をはじめとして高齢者対象の大規模介入試験の結果も明らかとなり，有効性の面では薬物療法に期待が大きい．その一方で，併用に関する安全性のエビデンスは乏しく，薬効を十分に発揮するための方策を考えていくことが重要である．

ポリファーマシーの問題点

ポリファーマシーにより生じる問題点は何であろうか？ まず明らかなのは薬剤費の増大であり，医療経済的にも，患者側にとっても重要である．同時に，服用する（あるいはさせる）手間やQOLということも無視できない．高齢者でより問題が大きいのは，薬物相互作用および処方・調剤の誤りや飲み忘れ・飲み間違いの発生確率増加に関連した薬物有害事象の増加である．薬物有害事象は薬剤数にほぼ比例して増加するが，急性期病院の入院データベース解析[3]によると，6剤以上が特に薬物有害事象の発生増加に関連した（**図1-2a**）．ま

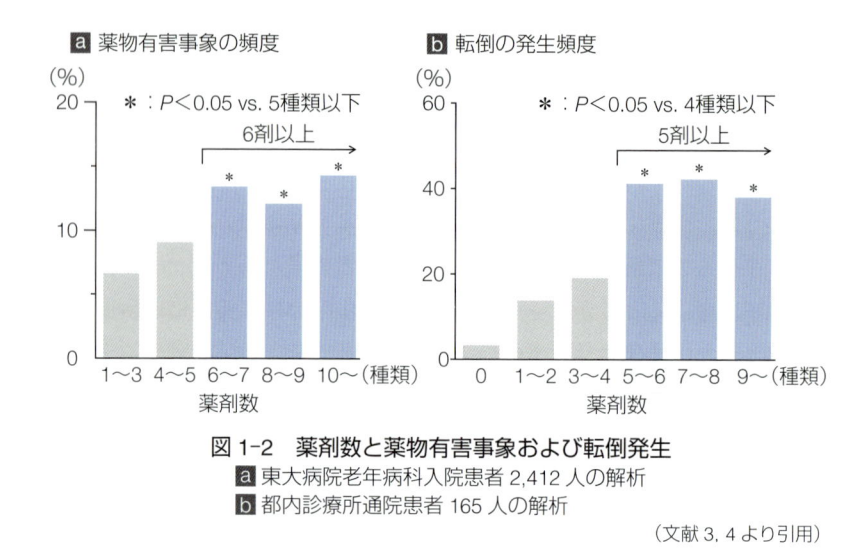

第1章 ポリファーマシーを考える上での基礎知識

a 薬物有害事象の頻度

(%)
20
＊：P＜0.05 vs. 5種類以下
6剤以上 →

b 転倒の発生頻度

(%)
60
＊：P＜0.05 vs. 4種類以下
5剤以上 →

図 1-2　薬剤数と薬物有害事象および転倒発生
a 東大病院老年病科入院患者 2,412 人の解析
b 都内診療所通院患者 165 人の解析

（文献 3, 4 より引用）

た，診療所の通院患者[4]では，5剤以上が転倒発生の高リスク群であり（**図 1-2b**），5剤ないし6剤以上をポリファーマシーの目安とするのが妥当であろう．海外ではポリファーマシーを老年症候群の一つとして扱うことも多いが，5剤以上をポリファーマシーとするのが一般的である．

ポリファーマシーに起因する処方過誤や服薬過誤は，有害事象に直接つながらなくてもリスクマネジメント上問題であり，対策を講じるべきである．いくら良い薬を処方しても，正しく服用しなければ十分な薬効は期待できない．

最近は，「複数の薬剤を併用することに伴う諸問題がある場合」をポリファーマシーという老年症候群と捉える考え方に変わってきている．つまり，10 種類の薬を併用していても，それらが本当に必要で，きちんと服用でき，病態安定と本人の満足が得られているのであれば，ポリファーマシーではない．逆に，3 種類でも問題があればポリファーマシーである．数は目安であり，本質的にはその中身ということである．

ポリファーマシーへの対処法の原則

多病がポリファーマシーの理由ならば，それを回避するにはどうしたらよいであろうか？　基本的考え方を**表 1-1** に示す．

表1-1 ポリファーマシーを避けるために

- 予防薬のエビデンスは妥当か？
- 対症療法は有効か？
- 薬物療法以外の手段は？
- 優先順位は？
  ↳ 個々の病態と生活機能，生活環境，意思，嗜好などを考慮して判断

　若年成人や前期高齢者で示されたエビデンスを目の前の後期高齢者や要介護高齢者に当てはめることは妥当か？　ほかに良い薬がないという理由で，症状の改善が見られないのに漫然と継続していないか？　患者の訴えに耳を傾けるのではなく，それほど効くとも思われない薬を処方することで対処していないか？　処方内容に見直す点はいくつもある．特に考慮するべき点は，薬剤の優先順位である．例えば，10種類の薬剤を服用している患者がいれば，理論的には1番から10番まで優先順位があるはずだし，主治医には順位付けが可能なのではないだろうか．そのためには十分な期間患者と向き合い，病態だけでなく日常生活機能や家庭環境まで把握して，その患者にとって最もふさわしい治療を提供するべく努めなければならない．また，次に述べるような高齢者にふさわしくない薬物は優先順位を考える際の参考になる．

高齢者にふさわしくない薬物と服薬管理

1 薬剤起因性老年症候群

　高齢者ではほとんどの薬物有害事象が若年者より起きやすいと考えてよいが，特に高齢者特有の症候（老年症候群）の原因となる薬剤が多いことに注意が必要である．**表1-2**に主な症候と原因薬剤をまとめたが，該当薬を服用していないか処方をチェックし，中止・減量をまず考慮したい．疾患の治療上，中止が困難な場合は，より安全な薬に切り替えることができないか検討するべきである．

2 高齢者に対して特に慎重な投与を要する薬物のリスト

　このように高齢者で有害事象を起こしやすい薬剤，効果に比べて有害事象の

表 1-2　薬剤起因性老年症候群と主な原因薬剤

症候	薬剤
ふらつき・転倒	降圧薬（特に中枢性降圧薬，α遮断薬，β遮断薬），睡眠薬，抗不安薬，三環系抗うつ薬，抗てんかん薬，フェノチアジン系抗精神病薬，抗パーキンソン病薬（トリヘキシフェニジル），抗ヒスタミン薬
抑うつ	中枢性降圧薬，β遮断薬，ヒスタミン H_2 受容体拮抗薬，抗不安薬，抗精神病薬，抗甲状腺薬
認知機能障害	降圧薬（中枢性降圧薬，α遮断薬，β遮断薬），睡眠薬・抗不安薬（ベンゾジアゼピン），三環系抗うつ薬，抗てんかん薬，フェノチアジン系抗精神病薬，抗パーキンソン病薬，抗ヒスタミン薬（ヒスタミン H_2 受容体拮抗薬含む）
せん妄	抗パーキンソン病薬，睡眠薬，抗不安薬，三環系抗うつ薬，抗ヒスタミン薬（ヒスタミン H_2 受容体拮抗薬含む），降圧薬（中枢性降圧薬，β遮断薬），ジギタリス，抗不整脈薬（リドカイン，メキシレチン），気管支拡張薬（テオフィリン，アミノフィリン），副腎皮質ステロイド
食欲低下	非ステロイド性抗炎症薬（NSAIDs），アスピリン，緩下剤，抗菌薬，ビスホスホネート系薬，抗不安薬，抗精神病薬，トリヘキシフェニジル
便秘	睡眠薬・抗不安薬（ベンゾジアゼピン），三環系抗うつ薬，膀胱鎮痙薬，腸管鎮痙薬（ブチルスコポラミン，プロパンテリン），ヒスタミン H_2 受容体拮抗薬，α-グルコシダーゼ阻害薬，フェノチアジン系抗精神病薬，トリヘキシフェニジル
排尿障害・尿失禁	三環系抗うつ薬，腸管鎮痙薬（ブチルスコポラミン，プロパンテリン），膀胱鎮痙薬，ヒスタミン H_2 受容体拮抗薬，睡眠薬・抗不安薬（ベンゾジアゼピン），フェノチアジン系抗精神病薬，トリヘキシフェニジル，α遮断薬，利尿薬

　危険が高い薬剤は，高齢者にふさわしい薬剤とはいえず，期待される効果を有害作用のリスクが上回るという点から，高齢者に対して慎重な投与を要する，あるいは投与を控えるべき薬剤とされる．そのような薬剤のリストとして，米国の Beers 基準[5]や，その日本版である「特に慎重な投与を要する薬物のリスト」（日本老年医学会 2015 年）[6]，欧州の STOPP[7]などが知られる．長時間作用型のベンゾジアゼピン系薬剤や抗コリン作用の強い薬剤はいずれのリストにも含まれており，処方チェックに際してはまず気を付けたい．

　一方，慎重投与薬は禁忌薬ではないので，必ずしも中止する必要はない．うまく使えば高齢者でも有用性が高いケースがあり，病状が良好な場合や適当な代替薬がない場合には注意しつつ継続する．慎重投与薬の多くは，突然中止すると病状が悪化する可能性がある薬剤でもあり，中止する場合は減量しながら慎重に行う．患者にも，「絶対に自己判断せず，必ず医師や薬剤師に相談するよう」に説明しておくことが大切である．

STOPPを発表したグループが，START[7]という高齢者でも適切に使用を考慮するべき薬剤のリストを発表している．本来使われるべき薬剤が，年齢や経済性といった非医学理由で処方されない事態は回避するべきであり，最終的にはリスクとベネフィットのバランスを考えた処方が求められる．

3 高齢者の服薬管理

　高齢者，特に後期高齢者では，服薬管理能力の低下を認めることが多い．難聴は用法や薬効に対する理解不足，視力低下や手指の障害はシートからの薬剤の取りこぼしを招きやすいので，主疾患にとらわれず把握しておく必要がある．

　服薬管理能力の低下が見られる場合はもちろん，本来全ての患者に対して，飲みやすく，アドヒアランスが保てるような工夫をするべきであろう．**表 1-3**に，処方上の工夫を示す．

　薬剤はなるべく単剤で，しかも1日1回の服用で済むようにすることが望ましい．まず，第一選択薬を十分量まで，しかし有害事象の発現には注意しつつ使うこと，増量の効果が期待できそうにないなら，他剤に切り替えてみることを勧める．それでもコントロールが不十分であれば併用を考慮するが，合剤を使うことで実質的に1剤に収めることも可能である．病状が安定していれば，2剤を1剤にまとめたり，1日2回の服用を1日1回にしてみたりと，用法が単純になるよう試す価値は十分ある．介護者の都合に合わせて服薬時間を工夫することも重要である．

表 1-3　アドヒアランスをよくするための工夫

服薬数を少なく	降圧薬や胃薬など同薬効2～3剤を力価の強い1剤か合剤にまとめる
服用法の簡便化	1日3回服用から2回あるいは1回への切り替え 食前，食直後，食後30分など服薬方法の混在を避ける
介護者が管理しやすい服用法	出勤前，帰宅後などにまとめる
剤形の工夫	口腔内崩壊錠や貼付剤の選択
一包化調剤の指示	長期保存できない，途中で用量調節できない欠点あり 緩下剤や睡眠薬など症状によって飲み分ける薬剤は別にする
服薬カレンダーの利用	―

ここがポイント！

- ポリファーマシーは，薬物有害事象と医療費の増加，服用に伴うQOLとアドヒアランスの低下をもたらす．
- 6種類以上をポリファーマシーの目安とするが，同様の問題につながれば数に限らずポリファーマシーである．
- 高齢者のポリファーマシーは多病に由来するため，疾患単位でない包括的なアプローチが必要である．
- ポリファーマシーの回避には，優先順位を考慮した処方薬の絞り込みと生活習慣の見直しが求められる．
- 認知機能障害などの老年症候群を来しやすい薬物，特にベンゾジアゼピン系と抗コリン系薬物は可能な限り使用を控える．

文献

1) Suzuki Y, et al：Multiple consultations and polypharmacy of patients attending geriatric outpatient units of university hospitals. Geriatr Gerontol Int, 6：244-247, 2006.
2) 秋下雅弘ほか：高齢者の服薬状況および副作用に関する検討．日老医誌，32：178-182，1995.
3) Kojima T, et al：High risk of adverse drug reactionsin elderly patients taking six or more drugs：analysis of inpatient database. Geriatr Gerontol Int, 12：761-762, 2012.
4) Kojima T, et al：Polypharmacy as a risk for fall occurrence in geriatric outpatients. Geriatr Gerontol Int, 12：425-430, 2012.
5) American Geriatrics Society 2012 Beers Criteria Update Expert Panel：American Geriatrics Society updated Beers Criteria for potentially inappropriate medication use in older adults. J Am Geriatr Soc, 60：616-631, 2015.
6) 日本老年医学会 編：高齢者の安全な薬物療法ガイドライン2015．メジカルビュー社，2015.
7) O'Mahony D, et al：STOPP/START criteria for potentially inappropriate prescribing in older people：version 2. Age Ageing, 44：213-218, 2015.

〈秋下雅弘〉

2　加齢による生理変化と老年症候群

　高齢者の薬の副作用を加齢による変化と区別するのは，実は難しい場合が多い．というのは，高齢者はさまざまな臓器の予備能が知らず知らずのうちに低下しており，薬の投与をきっかけとして，その臓器の不全が薬の副作用として顕在化する場合が多いからである．例えば，薬の投与によりせん妄が出現した高齢者は，実は家族なども気が付かないうちに少しずつ認知機能が低下してきており，日常生活に支障を来す直前であった場合が少なくない．同様に，薬の副作用にて転倒した高齢者は，実は以前から腸腰筋などの筋力が落ちており，歩行バランス能力が低下していたところに，たまたま薬が入って転倒する場合が多い．したがって，高齢者の薬物有害事象が老化の影響かを判断するためには，加齢による生理変化，とりわけ予備能の低下について理解し，老年症候群について理解することが重要である．

加齢による予備能の低下

1 運動機能・感覚機能の低下

　運動機能としては，神経機能の低下により，動作は緩慢で不安定になり，反射，反応が低下する．筋肉の発達を刺激する成長ホルモンとテストステロンの量が減少し，速筋線維の方が遅筋線維より多く失われるため，筋肉は素早く収縮できなくなる．また，筋力，持久力は低下し，筋肉量の低下（サルコペニア）により水分の貯蔵の役割は減退し，脱水を起こしやすくなる．さらに，骨量が減少して骨粗鬆症となり，骨の脆弱化により脊柱変化（円背）や骨折が起こりやすい．女性では閉経後に骨が過剰に破壊されるのを防いでいたエストロゲンの生成量が減るため，骨密度の低下が急激に進む．

　感覚機能としては，調整力の低下や老人性白内障などにより，視力は60歳以

降急速に低下する．さらに，聴力や触覚，痛覚，温度覚などの表在感覚や振動覚，関節位置覚などの深部感覚の低下に加え，内臓感覚の低下も起こる．

2 生理機能の低下

　生理機能は全体的に低下するが，臓器による差が大きい．大部分の臓器は萎縮し，機能の低下と重量の変化が起こる．

　循環機能では，心拍出量の低下（ポンプ機能の低下），動脈硬化，収縮期血圧の上昇，脈圧増大，左心室肥大により心機能低下，血管内腔の狭窄・末梢血管抵抗の増大が起こる．呼吸機能でも肺の萎縮・弾力性の低下，胸郭運動の低下により換気能が低下して残気量が増大し，咳嗽力の低下により痰喀出力が低下する．横隔膜など呼吸筋が弱くなり，肺胞数および肺毛細血管が減少するため，酸素化の効率が悪くなる．

　消化機能でも歯牙の脱落（う歯，歯槽膿漏），口腔の乾燥，自浄作用の低下，唾液，胃液・胆汁，膵液などの分泌量減少，さらに咀嚼・嚥下機能の低下が起こる．食道・腸の蠕動運動も低下する．

　腎・排泄機能では，腎皮質機能として糸球体の濾過力の低下，腎髄質機能としては尿濃縮能・希釈能の低下，膀胱頸部の拘縮，膀胱括約筋の硬化がある．また，前立腺肥大により通路障害，排尿障害（残尿，頻尿，排尿困難，失禁）が起こる．さらに，さまざまな要因から腎血流量が低下する．

　造血機能も低下し，赤血球，ヘマトクリット値，ヘモグロビン量の低下，血清鉄，鉄結合能も低下し，水分保持力が低下する．

3 精神機能の低下

　精神的機能も脳の萎縮，脳動脈硬化などが原因で低下してくる．言語的能力，推理的能力，物事への理解力，洞察力は保持されるものの，非言語的能力，数理的能力，知能効率は低下する．学習効率の低下，記銘力，想起力の低下により，新しい環境には適応しにくくなり，活動意欲の低下，依存的，無気力となる場合がある．また，抑うつ，心気状態，妄想状態，せん妄，記憶障害などの精神症状が多く見られる場合がある．

　こういった加齢による機能低下は，安静時や平穏時には目立った加齢変化は

見られないが，複雑な状況にさらされた場合や負荷に対する反応には明らかな低下が認められたりする．これが予備能の低下と呼ばれるものであり，上記のさまざまな予備能の低下により，高齢者は廃用症候群，脱水症，低栄養，便秘になりやすかったり，認知機能が低下しやすかったりする．

老年症候群

　前述した，加齢による臓器機能の低下・不全によって引き起こす症状や徴候のうち，医療だけでなく介護・看護が必要なものの総称を老年症候群（geriatric syndrome）と呼んでいる．老年症候群は青壮年者に見られることはまれであり，多くの病因が影響し合って高齢者という一個人の病的症状などを表すものである．欧米では，老年症候群については，老年医学におけるその重要性から"Geriatric giant"と呼ばれ，老年医学教育初日の授業で教えられており，高齢者に接する上での最初の重要な手がかりと位置づけられる．例えば，転倒・骨折は骨粗鬆症，脳血管障害，糖尿病による下肢血管障害，起立性低血圧などによる歩行不安定やめまいなどによって起きる．いったん骨折した後は，寝たきりになり介護負担が発生することがある．

　老年症候群は大きく3つに分類される．①主に急性疾患に付随する症候で，若い人と同じくらいの頻度で起きるが，対処方法は高齢者では若い人と違って工夫が必要な症候群，②主に慢性疾患に付随する症候で，65歳の前期老年者から徐々に増加する症候群，③75歳以上の後期高齢者に急増する症候で，日常生活活動度（ADL）の低下と密接な関連を持ち，介護が重要な一連の症候群，である．

　図1-3に示されるこの3つの老年症候群の分類と加齢変化は，高齢者の複合的疾患構造を説明し，医療と介護が不可分であることの実証である[1]．この疾患構造は在宅医療においても，老人保健施設においても基本的に同じ3層構造であるが，介護型の施設においては，70歳のより若い時期から，後期高齢者に多い老年症候群の頻度が多く見られる．後期高齢者に多い老年症候群は急性期病院においても，療養型病床群においても，自宅復帰阻害要因である．完治しない慢性疾患が多いのも特徴の一つである．

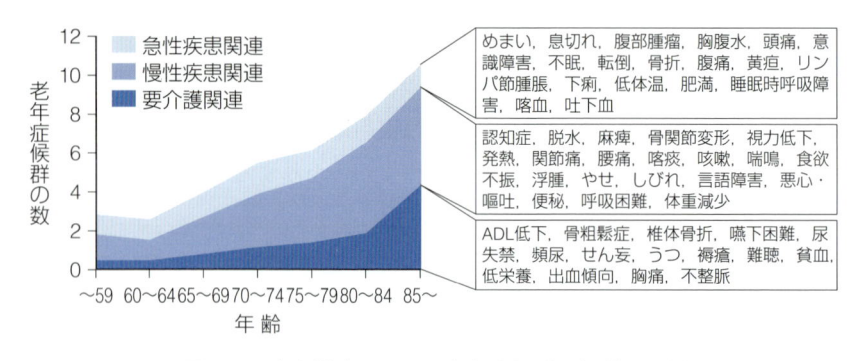

第1章　ポリファーマシーを考える上での基礎知識

図 1-3　疾患構造から見た老年症候群と年齢の関係

（文献1より引用，一部改変）

フレイルとサルコペニア

　人は加齢とともに各臓器の機能あるいはそれらを統合する機能が低下し，個体の恒常性を維持することが不可能となり，ついには死に至る．その老化の過程を身体の予備能力の点から見てみると，加齢が進むにつれて，予備力は低下し，一定以上に低下すると日常生活に介護が必要な身体機能障害（disability）の状態となってくる（図 1-4）[2]．多くの場合，その経過の中で，自立した生活はできるが要介護状態を引き起こしやすい，非常に危うい状態のグレーゾーンの時期が訪れる．この状態を老年医学ではフレイル（frailty）と呼び，近年非常に重要視している[3]．なぜならば，このフレイルは年齢と独立して，健康障害や死亡の予測因子となることが明らかになったからである（図 1-5）[3]．急激に変化を来す要因がない限り，老化は"Robust→Prefrail→Frailty→Disability"という過程をたどると考えられる．また，フレイルは，筋力の低下により動作の俊敏性が失われて転倒しやすくなるような身体的問題のみならず，認知機能障害やうつなどの精神・心理的問題，独居や経済的困窮などの社会的問題を含む概念である．米国老年医学会の評価法では，①移動能力の低下，②握力の低下，③体重の減少，④疲労感の自覚，⑤活動レベルの低下，のうち3つが当てはまると，この段階と認定している．

　以上のように，フレイルは高齢期に生理的予備能が低下することでストレスに対する脆弱性が亢進し，機能障害，要介護状態，死亡などの不幸な転機に陥りやすい状態とされ，生理的な加齢変化と機能障害，要介護状態の間にある状

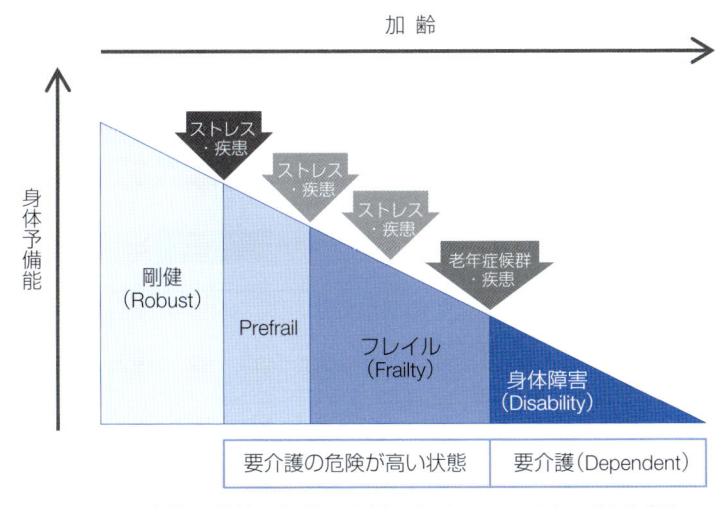

図 1-4 身体予備能と加齢の関係におけるフレイルの位置づけ

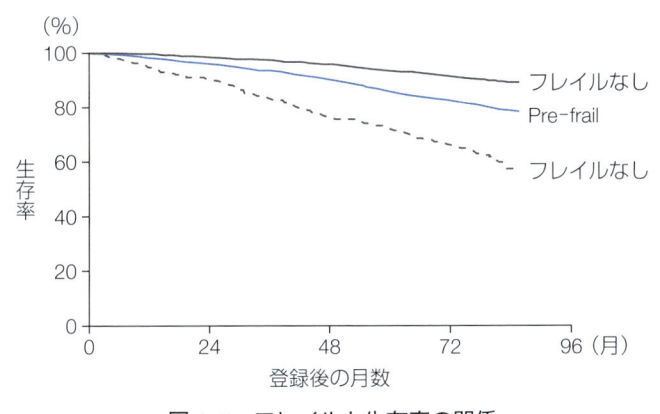

図 1-5 フレイルと生存率の関係
（文献 3 より引用，一部改変）

態として理解されている．一方，サルコペニアは加齢に伴って筋肉が減少する病態で，握力や歩行速度の低下など機能的な側面をも含めた概念である[2]．サルコペニアが進行すると転倒，活動度低下が生じやすく，フレイルが進行して要介護状態につながる可能性が高くなり，高齢者の運動機能，身体機能を低下させるばかりでなく，生命予後，ADL を低下させてしまう場合が多く，その対策が必要である．すなわち，サルコペニアはフレイルの一つの重要な要因である．

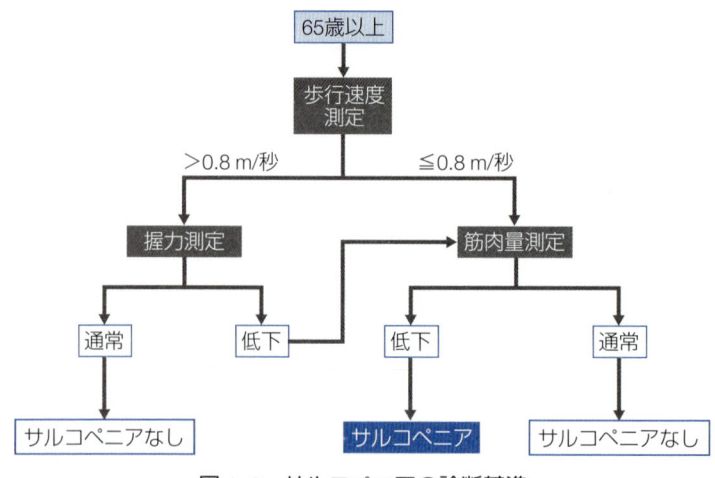

第 1 章　ポリファーマシーを考える上での基礎知識

```
           ┌─────────┐
           │ 65歳以上 │
           └────┬────┘
                │
           ┌────▼────┐
           │ 歩行速度 │
           │  測定   │
           └────┬────┘
        >0.8 m/秒│≦0.8 m/秒
        ┌───────┴───────┐
        ▼               ▼
    ┌───────┐       ┌───────┐
    │握力測定│──────▶│筋肉量測定│
    └───┬───┘       └───┬───┘
    ┌───┴───┐       ┌───┴───┐
    ▼       ▼       ▼       ▼
   通常     低下    低下    通常
    │               │       │
    ▼               ▼       ▼
サルコペニアなし  サルコペニア  サルコペニアなし
```

図 1-6　サルコペニアの診断基準

(文献 4 より引用，一部改変)

　サルコペニアとは加齢に伴う筋肉量の減少を指す概念として造られた言葉ではあるが，その後，筋肉量の減少のみならず，筋力や筋肉機能の低下を含む概念に変遷し，用語の定義に混乱が見られるようになった．そこで，欧州 4 学会のワーキンググループ（European Working Group on Sarcopenia in Older People；EWGSOP）が 2010 年にコンセンサスレポートを発表し，「筋量と筋肉の進行性かつ全身性の減少に特徴づけられる症候群で，身体機能障害，QOL 低下，死のリスクを伴うもの」と定められた[4]．**図 1-6** に診断手順を示す．EWGSOP では，サルコペニアを，加齢に伴って生じる原発性（一次性）サルコペニアと，活動，栄養，疾患に伴って生じる二次性サルコペニアとに分類している．

　フレイル状態の高齢者に薬物有害事象が起きたときは，フレイルであることと薬物療法の両方に原因があるので，薬物を中止しただけでは，副作用は改善せず遷延する場合が多々ある．したがって，このような高齢者には，薬物の中止と並行してフレイルに対する介入も行うことが肝要と思われる．例えば，薬剤による転倒を目にしたなら，原因薬物の探索とともに，その高齢者が転倒リスクを持っていないかを調べることが大事である．これが，高齢者の機能を総合的に評価し，包括的に介入することが重要であるゆえんである．

ここがポイント！

- 高齢者はさまざまな臓器の予備能が知らず知らずのうちに低下しており，薬の投与をきっかけとして，その臓器の不全が薬の副作用として顕在化する場合が多い．

- 加齢による臓器機能の低下・不全によって引き起こす症状や徴候のうち，医療だけでなく介護・看護が必要なものの総称を老年症候群（geriatric syndrome）と呼んでいる．

- 加齢により生理的予備能が低下することでストレスに対する脆弱性が亢進し，生活機能障害，要介護状態，死亡などの転帰に陥りやすい状態で，筋力の低下により動作の俊敏性が失われて転倒しやすくなるような状態をフレイル（frailty）と呼ぶ．

- サルコペニアは，加齢に伴って筋肉が減少する病態で，握力や歩行速度の低下など機能的な側面をも含めた概念であり，フレイルの重要な要因の一つである．

文献

1) 鳥羽研二：老年症候群とは．In：日本老年医学会 編，老年医学系統講義テキスト，pp92-95，西村書店，2013．
2) 葛谷雅文：老年医学における Sarcopenia & Frailty の重要性．日老医誌，46：279-285，2009．
3) Fried LP, et al：Frailty in older adults：evidence for a phenotype. J Gerontol A Biol Sci Med Sci, 56：M146-M156, 2001.
4) Cruz-Jentoft AJ, et al：Sarcopenia：European consensus on definition and diagnosis：Report of the European Working Group on Sarcopenia in Older People. Age Ageing, 39：412-423, 2010.

（海老原 覚）

3 老年症候群と似た症状を呈する副作用

　高齢者の病態は多様かつ複雑である．高齢者の薬物療法において対症的に薬剤を処方すると，その種類は雪だるま式に増加し，結果的にポリファーマシー（polypharmacy）という状態に陥ってしまう．それぞれの診断や病態に対する薬物処方という点での過誤は指摘し得ないが，結果として起こるポリファーマシーは薬物の相互作用，有害事象の増加，また機能予後という視点からも問題が指摘されている．ここでは，薬物治療による有害事象としての老年症候群を中心に述べる．

■ 老年症候群

　老年症候群（geriatric syndrome）とは，「加齢に伴うさまざまな要因により高齢者が呈する（自覚的あるいは他覚的な）さまざまな症候」のことを指す．老年症候群の多くは，診断名による病態の捉え方ではなく，日常生活機能の把握と，可能な介入によるQOLの向上を目的とする視点を含んでいる．さまざまな老年症候群の中でも頻度が高く，介護上も大きな問題として認識される可動性の障害（閉じこもり，寝たきり），歩行不安定性（転倒），失禁，認知機能の障害（認知症）などの症候は，高齢者医療において取り組むべき最大の課題であると認識されている．老年症候群に共通する特徴としては，
① 原因が多岐にわたること
② 慢性的な経過をたどること
③ 高齢者の自立を著しく阻害すること
④ 簡単には治療，対処法が見いだせないこと
などが挙げられる[1]．これらの高齢者に特有な症候を，いかに的確に評価し，効果的な介入策を講じることができるかは，高齢者医療に携わる医療者にとっ

て最も肝要な資質であると言っても過言ではない．老年症候群は，個々の症候が独立した問題として存在するのではなく，他の症候とその病因や病態，治療に対する反応性において，密接に関連していることがその最大の特徴である．例えば，認知症を例にとってみても，周辺症状としての精神症状（せん妄，不眠，抑うつ）や失禁などの身体症状は，併存する確率の高い老年症候群であり，認知症の進行や脳血管障害の合併による歩行不安定性→転倒による骨折→寝たきり→食思不振→低栄養→褥瘡→感染症による発熱などは，一連の時間的関連性を持って，連鎖反応的に起こる老年症候群である．つまり，老年症候群は，それぞれの症候が時系列的にも，病因論的にも相互に関連していることが多いと考えてよい．

老年症候群と薬物有害事象

　老年症候群と薬物療法の関係においては，高齢者に特有な薬物動態により惹起される薬物有害事象としての老年症候群，あるいは老年症候群に対する薬物療法によって引き起こされる有害事象という2つの側面が存在する．後者の場合には多剤併用という事象が介在することも少なくはない．加齢による薬物動態の変化により，若年者では見られない有害事象が高齢者において発現することは，まれならず経験する．高齢者における薬物代謝の特徴は以下のものが挙げられる[2]．
① 腎臓における薬物排泄能力は低下する．
② 肝臓における取り込み率の高い薬剤の代謝は低下する．
③ 体内の水分量の低下と脂肪組織の増加により，水に溶けやすい薬剤の分布容積は減少し，脂肪に溶けやすい薬剤の分布容積は上昇する．
④ 小腸における薬物吸収は，おおむね加齢による影響は受けない．
これらの一般的な薬物動態的特徴に加えて，高齢者における薬剤使用において常に注意を払わなければならないことは，恒常性（ホメオスタシス）維持機構の加齢による低下である．つまり，薬剤の生体内における作用はホメオスタシスによって緩衝されることなく，若年者より強く現れるのが特徴である．すなわち，若年者と比較して，薬物有害作用の頻度は高く，程度もより強いと理解するべきである．このような高齢者における特徴による代表的な薬物有害作用

表1-4 高齢者において薬剤効果が増強されることによる有害事象の代表例

薬　剤	有害事象
降圧薬	低血圧
利尿薬	脱水，電解質異常
経口抗凝固薬	出血
糖尿病薬	低血糖
非ステロイド性抗炎症薬	消化器症状
中枢移行性降圧薬	認知機能障害，運動機能障害
抗うつ薬	抗コリン作用（便秘，口渇，排尿障害など）
向精神薬	認知機能障害，運動機能障害，興奮，混乱，せん妄

の例は表1-4に示すとおりである．

薬剤起因性老年症候群と老年症候群の薬物治療による有害事象

　実際にどのような薬剤が老年症候群を引き起こす可能性があるのかについて，高齢者を対象にした有害事象の発現頻度に関する情報は限られている．図1-7～図1-9[3]は，医薬品医療機器総合機構が開示している医薬品情報検索ホームページ添付文書メニューをもとに，代表的な老年症候群（食欲低下，意識障害，認知機能障害，睡眠障害，抑うつ，せん妄，めまい，ふらつき，転倒，尿失禁，嚥下障害）に関して，それらが副作用として認められた薬剤を検索し，薬剤の一般名をもとに薬効別に分類した結果である．薬効別の老年症候群の発生数で見ると，向精神薬（32.3％），循環器系薬（12.9％），抗ウイルス薬（9.6％），抗菌薬（6.3％），代謝拮抗薬（抗悪性腫瘍薬を含む，5.9％），ホルモン剤（4.2％）の順で，向精神薬が，薬剤による老年症候群の最も多い原因薬剤であることが分かる（図1-7）．老年症候別に薬効分類を行っても，やはり向精神薬の頻度が高いことが分かる（図1-8）．最も副作用発現頻度の高い向精神薬による老年症候別の薬剤分布においては，睡眠障害，尿失禁，嚥下障害においてメジャートランキライザーの比率が高く，健忘は睡眠導入薬の頻度が高かった．睡眠導入薬における健忘は，トリアゾラムに代表される中途覚醒時の一過性全健忘の発生によると考える．せん妄はトランキライザー，睡眠導入薬，抗てんかん薬，抗うつ薬など，さまざまな中枢神経系の薬剤により引き起こされることがうか

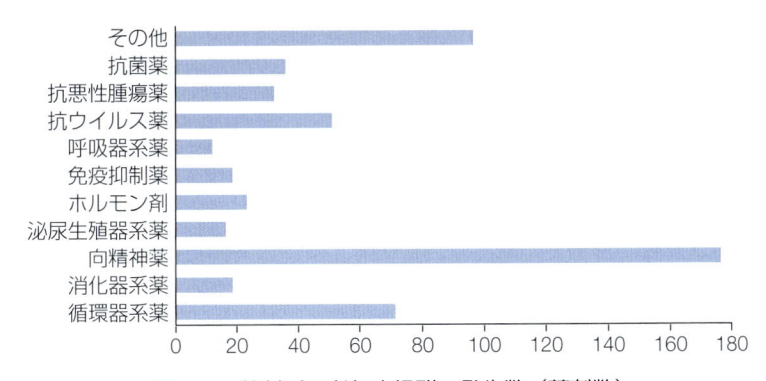

3 老年症候群と似た症状を呈する副作用

図1-7 薬剤別の老年症候群の発生数（薬剤数）
（文献3より引用）

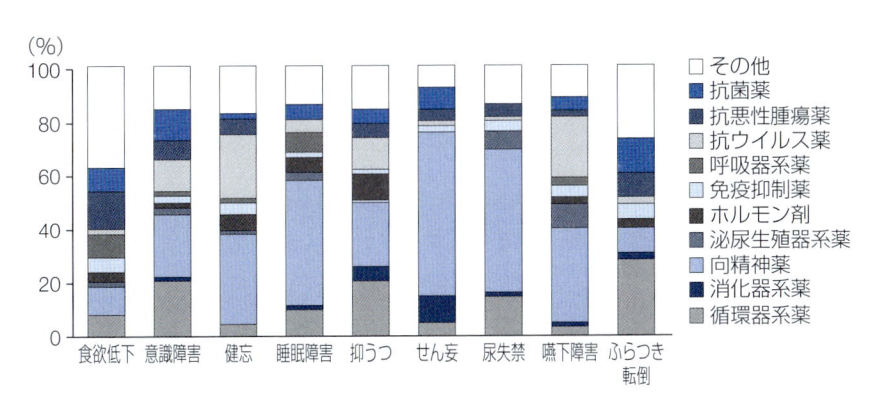

図1-8 老年症候の薬効別頻度（症候別）
（文献3より引用）

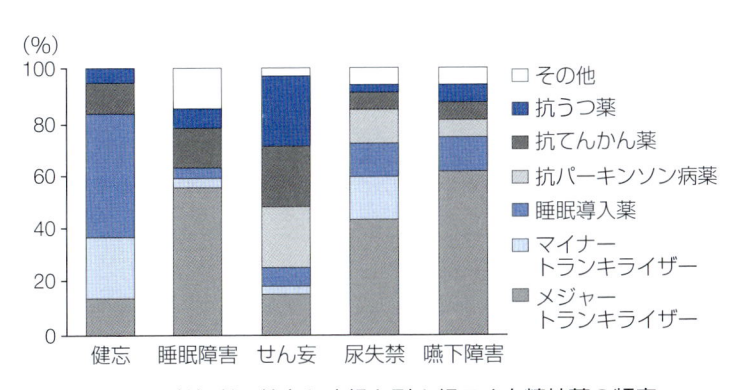

図1-9 老年者に特有な症候を引き起こす向精神薬の頻度
（文献3より引用）

がわれる（図1-9）．以下に薬剤と老年症候群の関連について，薬物治療による老年症候群，または老年症候群に対する薬物療法による有害事象について代表的な老年症候群別に概説する．

1 排尿障害（尿失禁・尿閉）

　尿失禁は「尿が不随意に漏出し，社会的，衛生的に問題となるもの」と定義される．尿失禁を含む高齢者における排尿障害は，QOLおよび介護者の負担感を左右する最大の因子の一つである．高齢者が尿失禁を来す病態の要因としては表1-5のようなものが挙げられるが[4]，外的要因としての薬物の関与は無視できない．高齢者の尿失禁において薬物治療の対象となるのは，切迫性尿失禁と腹圧性尿失禁であり，主に切迫性尿失禁が薬物治療の対象となる．

　薬物治療の主体は抗コリン薬であるが，高齢者の抗コリン薬による有害事象は決してまれではないので注意を要する．尿失禁治療のための抗コリン薬として広く使用されてきたオキシブチニン塩酸塩に関しては，高齢者を対象にした市販後調査によると，6.7％に口渇，4％に排尿困難が認められ，全体の有害事象の発現率は11％であった．通常の抗コリン作用による有害事象のほかに，常

表1-5　高齢者の尿失禁にかかわる要因

内的要因 （身体の生理的・病的変化）	●膀胱機能変化 　・不安定膀胱（加齢，下部尿路閉塞） 　・過活動型神経因性膀胱（脳血管障害，パーキンソン病　など） 　・低活動型神経因性膀胱（糖尿病性末梢神経障害，腰部脊柱管狭窄　など） ●骨盤底筋弛緩（加齢，肥満，出産） ●尿路感染 ●下部尿路閉塞（前立腺肥大） ●尿道括約筋弛緩（エストロゲン低下　など） ●夜間頻尿（腎機能低下，潜在性心不全　など） ●認知症，せん妄 ●ADL低下
外的要因	●薬剤（抗コリン薬，交感神経α遮断薬，骨格筋弛緩薬，利尿薬，精神安定薬　など） ●環境不備（トイレ環境，着衣　など） ●多飲

（文献4より引用）

用量の使用によりさまざまな精神症状（幻覚，急性精神病様症状，集中力や見当識の障害，無気力，焦燥感，眠気）が報告されている．向精神薬をはじめとする多くの薬剤は抗コリン作用を有する．抗コリン作用による臨床的な有害事象としては尿閉がある．尿閉および排尿困難は尿路感染を高頻度に合併するため注意が必要である．抗うつ薬の中でも三環系のアミトリプチリン，イミプラミン，クロミプラミン，ベンゾジアゼピン系抗不安薬，フェノチアジン系抗精神病薬，抗パーキンソン病薬のトリヘキシフェニジル，頻尿治療に使用されるオキシブチニンなどは比較的高齢者に使用される頻度が高く，これらの薬剤は使用に際して排尿パターンの慎重な観察が必要である．

2 転倒・歩行障害・骨折

歩行障害による転倒，および転倒により引き起こされる骨折は，高齢者の日常生活動作（ADL）を左右する最大の因子の一つであり，寝たきりの原因としては脳卒中，老衰に次いで 3 番目に多い．高齢者が 1 年間で転倒する割合は在宅で 10～20%，施設ではさらに多く 13～37％と報告されている[5]．転倒を誘発する原因薬剤としては，睡眠導入薬，三環系抗うつ薬，鎮静薬（ベンゾジアゼピン系抗不安薬を含む）など中枢神経作用薬が最も多いが，降圧薬の使用による過度の降圧も高齢者においては転倒のリスクを高める．

高齢者の転倒による骨折のリスクを高めているのは，骨代謝の加齢による変化，特に骨粗鬆化に伴う易骨折性である．薬剤により誘発される骨粗鬆症としては，関節リウマチや膠原病に伴うステロイド長期連用である．外来におけるステロイド服用と骨折との関連の調査によると，プレドニゾロン換算で 7.5 mg 以上を毎日服用している患者は，2.5 mg 以下の低用量群と比較して，骨折の相対危険度が，それぞれ，非椎体骨折で 1.4，大腿骨頸部骨折で 2.2，椎体骨折で 2.8 と有意に高いことが確認されている[6]．

骨粗鬆症に伴う骨折に対して予防効果が証明されているビスホスホネート製剤は，閉経後の女性高齢者を中心に広く処方されるようになった．ビスホスホネート製剤の長期服用による有害事象として，最も注意が必要なのは食道炎をはじめとする消化器症状である．アレンドロン酸を対象とした15ヵ月にわたる追跡調査によると，1 年以上服用した高齢者 11,916 人のうち 3.2％において，消化不良，食道炎，胃食道逆流，十二指腸炎，胃炎などの何らかの消化器症状を

認め，以下，嘔気/嘔吐（2.1％），腹痛（1.4％）の順に認められた[7]．嚥下障害を認める高齢者に対してビスホスホネート製剤を投与する場合には，特に上記のような有害事象に対する注意が必要である．

3 せん妄

　せん妄は，高齢者の薬物による有害事象としては比較的よく経験する病態である．ニトラゼパム，フルラゼパム，プロプラノロールによるせん妄では悪夢の訴えが多く見られ，抗コリン薬によるせん妄では，即時記憶から中間記憶の想起が障害される．せん妄に付随する体性感覚の異常が認められる場合は，薬剤を原因として考えるべきである．その他，レボドパによるせん妄時の運動異常，フェノバルビタールやフェニトインによる眼振，ジギタリスやβ遮断薬による徐脈などは，せん妄の原因薬剤を推定する上で重要な症候である．ベンゾジアゼピン系などの薬剤の中止時に誘発されるせん妄は，薬剤服用歴の詳細な検討をしないと原因の特定は極めて困難である．ほとんどの薬剤によって誘発されるせん妄は，薬剤の中止によって遅くとも1週間以内に消失するが，中にはブロモクリプチンによるせん妄など，薬剤中止後8週間以上も持続する場合がまれにある．

4 錐体外路症状（パーキンソン症候）

　高齢者においては固縮，姿勢保持障害に代表されるパーキンソン症候は，転倒による骨折のリスクを高め，高齢者のADLを阻害する大きな要因となる．実際に薬物の不適切な使用により錐体外路症状が誘発されることはまれではない．代表的な例としては，フェノチアジン系，ブチロフェノン系，ベンズアミド系などの抗精神病薬により誘発される錐体外路症状や遅発性ジスキネジアがある．近年はこれらの薬剤に替わり，錐体外路系の副作用を生じにくいとされる非定型抗精神病薬（リスペリドン，オランザピン，クエチアピンなど）が登場し，高齢者においても比較的安全な薬剤として推奨されるが，高齢者の身体状況によっては慎重な投与が望まれる．

5 抑うつ

　高齢者における抑うつは決してまれな病態ではない．ましてや身体的に何ら

かの問題を抱える入院中の高齢者になると，抑うつの有症率はさらに高まり，筆者らの調査によると，入院高齢者の40％近くが何らかの抑うつ傾向を示すという結果を得ている[8]．薬剤により誘発される抑うつにおいて，大うつ病の症状を呈することはむしろまれで，非定型的な臨床像を呈する．

高齢者に比較的使用頻度が高く，抑うつを惹起する可能性のある薬剤は，β遮断薬（プロプラノロール），ヒスタミンH_2受容体拮抗薬（シメチジン，ラニチジン）などである．ヒスタミンH_2受容体拮抗薬による抑うつはヒスタミンのH_1，H_2受容体のアンバランスにより惹起されると考えられている．薬剤が原因と考えられる抑うつに関して高齢者を対象にしたデータはいまだ不足しており，今後の研究成果が待たれる．

6 消化管出血

薬物により誘発される消化管出血として最も高頻度に観察されるのは，非ステロイド性抗炎症薬（NSAIDs）であろう．ある報告によれば，NSAIDsの使用は，若年者，高齢者両群において消化管出血のリスクを高めるが，ステロイドの服用に関しては，高齢者群において有意に消化管出血を惹起するリスクを高めるとされる[9]．近年はCOX-2選択的阻害薬が登場し，消化器系の副作用の少ない消炎鎮痛薬として，高齢者にとっても比較的安全な薬剤と考えられる．高齢者において持続性の疼痛などにNSAIDsを連用する場合には，胃粘膜保護を目的としてPGE_1誘導体であるミソプロストールの併用が推奨されている．

7 ステロイド長期連用による有害事象

「2転倒・歩行障害・骨折」の項で先述したが，ステロイドの長期連用は，その多彩な有害事象を考慮すると望ましくない．関節リウマチや膠原病類縁疾患などで長期の服用を余儀なくされる場合，有害事象を十分念頭に置いてその発現の予防に努めるべきである．

高齢者におけるステロイドの長期連用で特に問題となるのは，骨代謝，脂質代謝，血糖コントロールに与える影響である．骨代謝に与える影響については「2転倒・歩行障害・骨折」の項ですでに触れたが，近年は従来の活性型ビタミンD製剤やカルシウム製剤と比較して，ビスホスホネート製剤の使用がステロイドによる骨粗鬆症の進展をより有意に防止することが証明されている．2014

年に改訂された『ステロイド性骨粗鬆症の管理と治療ガイドライン』においても，高齢であることがステロイド性骨粗鬆症のリスクスコアを高める最大の因子であるという考え方に変わりはない[10]．脂質代謝，血糖コントロールに関しては，ステロイド非服用の高齢者よりも綿密にモニタリングすることにより，合併症としての動脈硬化性血管病変の予防に努めるべきである．これらのステロイドによる副作用は，一般的にその投与量と相関すると考えてよい．したがって，維持量はできる限り少量に抑えることを心がけるべきである．

8 薬剤起因性の誤嚥性肺炎

　高齢者の肺炎は，ほとんどが嚥下性肺炎であり，嚥下機能異常が高齢者を容易に肺炎に導くことが明らかになっている．特に，意識レベルの低下は，嚥下機能を障害し，高齢者肺炎のリスクとなる[11]．意識レベルの低下につながるアルコール，ベンゾジアゼピン系薬剤などの鎮静薬，睡眠薬，抗不安薬などは，なるべく少量にすることが望ましい．加齢とともに不眠を訴える症例が増加するが，なるべく不眠の原因に応じた治療を行い，安易な睡眠薬の投与は避けるべきである．唾液分泌を低下させ，嚥下機能障害を悪化させる抗コリン薬なども嚥下性肺炎の危険因子となる．また，胃食道逆流などに対するヒスタミンH_2受容体拮抗薬およびプロトンポンプ阻害薬（PPI）の投与は，胃液による殺菌作用を低下させ，肺炎を増加させると考えられている[11]．したがって，PPIなどの制酸薬の長期投与は肺炎予防の見地からは，好ましくない．

ここがポイント！

- 老年症候群とは，加齢に伴うさまざまな要因により高齢者が呈する症候の総称である．
- 老年症候群と薬物療法の関係においては，薬物有害事象としての老年症候群または老年症候群の薬物療法による有害事象という2つの側面が存在する．
- 加齢による薬物動態の変化により，若年者では見られない有害事象が高齢者において発現することがある．
- 個人差の大きい加齢に伴う生理的，病的変化の把握と，服用開始前後の慎重な症状の観察が副作用かどうかを見極める基本である．

文 献

1) Tallis RC, et al：Blocklehurst's textbook of geriatric medicine and gerontology, 5th edition, Churchill Livingstone, 1998.
2) Turnheim K：When drug therapy gets old：pharmacokinetics and pharmacodynamics in the elderly. Exp Gerontol, 38：843-853, 2003.
3) 日本老年医学会 編：高齢者の安全な薬物療法ガイドライン 2005, メジカルビュー社, 2005.
4) 後藤百万：高齢者で特に問題になる症候—尿失禁. In：井口昭久 編, これからの老年学, 第1版, p221, 名古屋大学出版会, 2000.
5) Province MA, et al：The effects of exercise on falls in elderly patients. A preplanned meta-analysis of the FICSIT Trials. Frailty and Injuries：Cooperative Studies of Inter vention Techniques. JAMA, 273：1341-1347, 1995.
6) van Staa TP, et al：Oral corticosteroids and fracture risk：relationship to daily and cumulative doses. Rheumatology, 39：1383-1389, 2000.
7) Biswas PN, et al：Pharmacovigilance study of alendronate in England. Osteoporos Int, 14：507-514, 2003.
8) Onishi J, et al：The relationship between functional disability and depressive mood in Japanese older adult inpatients. J Geriatr Psychiatry Neurol, 17：93-98, 2004.
9) Maddalena AS, et al：Esophageal dysfunction on psychotropic medication. A case report and literature review. Pharmacopsychiatry, 37：134-138, 2004.
10) Suzuki Y, et al：Guidelines on the management and treatment of glucocorticoid-induced osteoporosis of the Japanese Society for Bone and Mineral Research：2014 update. J Bone Miner Metab, 32：337-350, 2014.
11) Laheij RJ, et al：Risk of community-acquired pneumonia and use of gastric acid-suppressive drugs. JAMA, 292：1955-1960, 2004.

〈鈴木裕介〉

4 加齢による薬物動態学的変化と高齢者で注意すべき薬物相互作用

高齢者における腎機能の変化

　高齢者では腎機能，肝機能，循環機能，筋肉量，水分など，多くの要因が変化しており，これらは薬物動態の変化する原因となる（**表1-6**）．その中で加齢に伴う腎機能の変化は顕著であるが，これは腎血流量の低下が高齢者では顕著に起こるためである．加齢に伴い，腎臓に限らず全身血流量が低下するが，例えば脳の血流の減少は2割程度と比較的緩和であるのに対し，腎血流量は50歳以降で毎年1％程度の割合で減少し，後期高齢者では非高齢者の半分以下に減少することが少なくない（**図1-10**）[1]．したがって，腎排泄型の薬剤の半減期が著しく遅延したり，薬剤の蓄積で血中濃度が上昇して，副作用を起こしやすくなる．

　ここで注意すべきポイントが2つある．1つ目は，「腎排泄型の薬剤をどのように識別するか」という点で，これは添付文書で腎機能低下患者における用量調節，慎重投与，禁忌などの注意喚起の記載を把握することがまず重要である．尿中に排泄される薬剤は高齢者で薬効が過剰になりやすいとの感覚が重要であるが，ここでは正確に判断する方法を紹介しておく．この場合に調べるべき情

表1-6　高齢者における薬物動態の変化

消化管機能	・胃酸分泌の低下 ・他の機能は比較的変化が少ない
代　謝	・肝血流，肝重量の低下 ・薬物代謝酵素の発現量の変化
腎機能	・腎血流量の変化に伴うクリアランス変化
分　布	・脂肪の増加 ・水分の減少

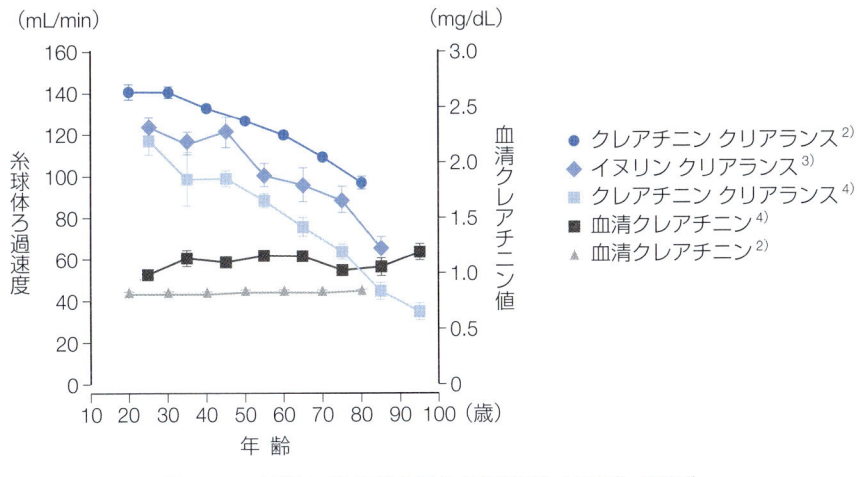

図 1-10　加齢に伴う腎糸球体ろ過速度（GFR）の変化
平均±標準誤差

（文献 1 より引用）

　報は，経口投与製剤では「薬効成分（普通は未変化体）の尿中排泄率と生物学的利用率」である．その結果，尿中排泄率/生物学的利用率で計算される比が 0.5 以上の場合は，腎機能が低下した場合に 2 倍程度に血中濃度が上昇するリスクがあると判断してよい．これが 0.8 以上だと 5 倍程度の変化の可能性も考えられる．なお，静脈内投与製剤の場合は，生物学的利用率を 1 として尿中排泄率だけで判断する．このときに少し紛らわしいのは，添付文書には放射性標識体投与の場合の放射能の尿中排泄率が記載されていることがあり，この場合は一般に，薬物が腎排泄される前に肝臓などで代謝を受けることが多く，腎排泄の寄与を過大評価しやすいので注意する．また，プロドラッグの場合は，未変化体ではなく薬効本体の尿中排泄率を調べないと意味がない．

　注意すべきポイントの 2 つ目は，「患者の腎機能がどの程度と判断するか」である．これには，生化学検査値の血清クレアチニン（SCr）値がまず重要である．そこから Cockcroft-Gault 式などに従い，クレアチニンクリアランス（CCr），あるいは推定糸球体ろ過速度（eGFR）を求める．これらの値による用量調節がしばしば添付文書などに記載されている．なお，以下の式で eGFR は，体表面積当たりの値であることに注意が必要である．

[Cockcroft-Gault 式]

CCr (mL/分) = (140 − 年齢) × 体重 (kg) × 0.85※/72 × SCr (mg/dL)

※女性の場合に 0.85 をかける

[日本人向け腎機能推算式]

eGFR (mL/分/1.73m^2) = 194 × SCr − 1.094 × 年齢 − 0.287 × 0.739※

※女性の場合に 0.739 をかける

　腎排泄は，①糸球体ろ過，②尿細管からの分泌，さらにその後の③尿細管からの再吸収，の3つのプロセスからなり，どのプロセスがどの程度重要となるかによって，薬物による腎クリアランスや尿中排泄率の違いが生じる．しかし，これらのプロセスを分離して評価するのは困難なため，その中で①の糸球体ろ過速度（GFR）を腎機能の指標とし，腎排泄型の薬剤の用量調節に用いる．クレアチニンは筋肉の活動に伴い生成する代謝産物で，主に糸球体ろ過で排泄されることから（厳密には，SCrの20%程度は尿細管分泌される），CCrはGFRの指標として使われる．このときに一般に筋肉活動は高齢者では低下し，男性より女性は少なくなることから，こういった要因を考慮してSCrからCCrを計算する推定式が上記のCockcroft-Gaultの式であり，それを日本人向けに少し改良したのがeGFRである．

　そのように理解すると，SCr，CCrあるいはeGFRの値に従って用量調節すればよいことになる．その詳細は**表1-7**に示すGiusti-Hayton法を参照されたい[5]．ただし，これは一義的には正しいが，ここにも注意すべき点がある．それは高齢者の場合に，筋肉活動が極端に乏しいと，腎機能が低下してもSCrが上昇しないことである．特に，廃用症候群のように長期にわたって寝たきりで活動性が低下した患者ではほとんど上昇せず，腎機能が過大評価されやすい．高齢者の腎機能は，「SCrが低く基準値だから大丈夫」とは言えない．この問題を避けるには，シスタチンCによりeGFRを評価する方法，あるいは蓄尿を行って厳密にGFRを評価する方法などがあるが，そうした対処を行っても患者では個人差が大きいのが現状である．これは先に述べたように，腎排泄を

表1-7　Giusti-Hayton（GH）法

薬物の腎クリアランスの低下はクレアチニンクリアランスの低下に比例すると仮定した投与量（投与間隔）調整方法

$$G = 1 - Rr\{1 - CCr_{,Pt}/CCr_{,Normal}\}$$

$$Dose_{,Pt} = G \times Dose_{,Normal}$$

$$\tau_{,Pt} = \tau/G$$

G：投与量補正定数（残存全身クリアランス比）
Rr：未変化体の腎排泄寄与率（＝未変化体尿中排泄率/バイオアベイラビリティ）
$CCr_{,Pt}$：患者のクレアチニンクリアランス（mL/min）
$CCr_{,Normal}$：健常人のクレアチニンクリアランス（mL/min）
$Dose_{,Pt}$：腎機能低下患者での投与量
$Dose_{,Normal}$：通常の投与量
$\tau_{,Pt}$：腎機能低下患者での投与間隔
τ：通常の投与間隔

（文献5より引用）

GFRのみで評価している部分に一つの原因がある．すなわち，実際には他の機構で腎排泄される薬剤も多いので，糸球体ろ過速度の指標であるCCrあるいはeGFRでは排泄速度を正しく予測できない場合がある．したがって，現実的には，予測の誤差が大きくなる可能性を考慮した上で上記の情報で慎重に用量調節することが多い．

腎機能の変化の影響を受けやすい薬剤

具体的な薬剤としては，まず静脈内投与される抗菌薬は腎排泄型であることが多い．アミノグリコシド系抗菌薬（ゲンタマイシン，アミカシンなど）やバンコマイシンが代表的であり，これらの薬物の場合にはTDM（therapeutic drug monitoring）も頻用される．また，ペニシリン系やセフェム系抗菌薬も腎排泄され，これらは尿細管分泌を受けることが多い．抗菌薬以外では，強心薬ジギタリス製剤のジゴキシン，心血管薬のエナラプリルやアテノロール，抗精神病薬のリスペリドン（代謝物が腎排泄で活性がある）なども，腎機能の低下により薬物の排泄が影響を受ける．

腎機能を介した薬物相互作用としては，尿細管での薬物の分泌に影響する薬

に注意が必要である．具体的には痛風治療薬のプロベネシドは，尿細管の取り込みトランスポーター OAT（organic anion transporter）を阻害し，メトトレキサートや非ステロイド性抗炎症薬などの血中濃度を上昇させる．また，強心配糖体ジゴキシンの血中濃度がアミオダロンやキニジンの併用で上昇するのは，腎臓の P-糖タンパクの輸送が阻害されるためであると考えられている．

高齢者における肝機能の変化

　心拍出量の低下などにより，65歳以上の高齢者では健常若年成人の半分程度まで肝血流量が低下する．肝代謝は，腎排泄ほどは血流量と比例しないが，影響は大きい．また，肝重量の減少なども関与し，肝臓での薬物の代謝能は低下する．そのため，個人差はあるが，肝代謝型の薬剤を投与すると，若年者に比べて薬物の血中濃度が増大したり，半減期が延長し，副作用が発現しやすくなる．

　薬物が肝代謝型かどうかを見分ける方法は，腎排泄型かどうかを見分け，腎排泄型でないものは肝代謝型と判断する．これは一般に薬物が肝臓または腎臓により体内から消失する性質を利用したものである．したがって，その方法は前述の「高齢者における腎機能の変化」の項を参照されたい．また，肝不全患者の場合は，ALT，AST，γ-GTP，TBA（総胆汁酸）などの生化学検査の異常で識別されるが，異常がある場合に検査値の絶対値から肝クリアランスを判断することは大変に難しい．これも個人差が非常に大きい可能性を考慮しつつ，用量調節を図る必要がある．

　肝代謝型の薬剤は非常に多く，経口剤の大半を占める．特に睡眠薬，抗うつ薬，抗精神病薬，抗不安薬など，中枢神経に作用するものはほとんどが肝代謝型であり，これらは一般に脳への移行性が高い脂溶性の薬剤なので，尿中には排泄されず代謝を受けることが多いためである．具体的には睡眠薬トリアゾラムを高齢者に投与すると，血中濃度が若年者に比べて約2倍高くなり，それに伴い鎮静効果も若年者より高くなることが知られている．したがって，肝機能が低下している高齢者では，ふらつきやせん妄などの副作用や，転倒などの事故が起こりやすい．このような配慮は，肝代謝型の中枢作用薬一般に必要である．なお，高齢者では肝代謝以外にも，一般に脂肪量が増加し，水分が減少する．このような変化が薬物の分布，あるいは消失半減期に影響することが知られている．

肝代謝型薬物の相互作用

　肝代謝型薬物の相互作用を考慮する場合に，特に代表的な代謝酵素であるシトクロム P450（CYP）の関与するものについては，どの代謝酵素によって対象の薬物が代謝されるのか，あるいはどの代謝酵素を阻害・誘導するのかとの情報が極めて重要である．その詳細を解説することは，今回は紙面の関係で難しいので，成書を参照されたい[6]．この判断に有用な阻害薬，誘導薬，基質薬の一覧表（表 1-8〜表 1-10）が，「医薬品開発と適正な情報提供のための薬物相互作用ガイドライン（最終案）」[7]にあることから引用する．ここで，「強い阻害薬，あるいは強い誘導薬と相互作用を受けやすい基質薬の組み合わせでは，薬物血中濃度の変化は大きくなる」というのが基本となる．続いて中程度，弱いとの順番になる．肝代謝型の薬物相互作用は関与する薬剤数が多く，また程度の著しいものを含むので，このようにグループ分けして，グループとグループの相互作用として考えることが重要である．ただし，薬物血中濃度の変化の大きさが，相互作用の臨床的重要性と直接は結びつかないことには注意されたい．薬物ごとの安全域の広さ，生ずる可能性のある副作用の重篤さ，さらにはその治療を継続することの優先順位を総合的に考慮する必要がある．

　肝代謝型薬物の中には抗コリン作用を持つものが少なくない．ベンゾジアゼピン系睡眠薬や抗不安薬，三環系抗うつ薬，フェノチアジン系抗精神病薬などの中枢薬が代表的であるが，いずれも高齢者では起立性低血圧，ふらつき，口渇，排尿困難，便秘，せん妄などが現れやすい．特に高齢者では，脱水症状の認知が遅れがちなので注意が必要である．少量から開始して経過を観察するなどの対処を行う．

　スルホニル尿素薬などの糖尿病治療薬も肝代謝排泄型であることが多いが，高齢者では血中濃度が上昇しがちなので低血糖のリスクにより慎重な配慮が必要である．特に最近使用頻度が上昇傾向であるメトホルミンなどのビグアナイド薬は，高齢者では乳酸アシドーシスへの懸念から禁忌に指定されている．

第1章 ポリファーマシーを考える上での基礎知識

表1-8 CYP阻害薬の例

CYP分子種	強い阻害薬*1	中程度の阻害薬*2	弱い阻害薬*3
CYP1A2	シプロフロキサシン, エノキサシン, フルボキサミン, ザフィルルカスト, rofecoxib	メトキサレン, メキシレチン, 経口避妊薬, clinafloxacin, idrocilamide	アシクロビル, アロプリノール, シメチジン, ペグインターフェロンα-2a（遺伝子組換え）, grepafloxacin, ピペリン, pefloxacin, ピペミド酸, zileuton, antofloxacin, ダイゼイン, viloxazine
CYP2B6	—	—	クロピドグレル, テノホビル, チクロピジン
CYP2C8	(gemfibrozil)	シクロスポリン, デフェラシロクス, teriflunomide	トリメトプリム, イトラコナゾール, telithromycin
CYP2C9	フルオロウラシル系薬剤, carmofur, スルファフェナゾール	アミオダロン, ブコローム, シクロスポリン, フルコナゾール, ミコナゾール	シメチジン, ジスルフィラム, フルバスタチン, フルボキサミン, ボリコナゾール, diosmin
CYP2C19	フルコナゾール, フルボキサミン, チクロピジン, ボリコナゾール	tienilic acid, フルオキセチン, moclobemide	アリシン, クロピドグレル, エトラビリン, グレープフルーツジュース, オメプラゾール, 経口避妊薬, リトナビル, ロキシスロマイシン, （ケトコナゾール）, troleandomycin, armodafinil
CYP2D6	シナカルセト, fluoxetine, キニジン, パロキセチン, テルビナフィン, bupropion, dacomitinib	セレコキシブ, デュロキセチン, エスシタロプラム, ミラベグロン, moclobemide	アミオダロン, シメチジン, クロバザム, コビシスタット, ラベタロール, リトナビル, セルトラリン, アビラテロン, deramciclane, desvenlafaxine, lorcaserin, ベムラフェニブ
CYP3A	コビシスタット, インジナビル, イトラコナゾール, リトナビル, テラプレビル, ボリコナゾール, conivaptan, ケトコナゾール, posaconazole, troleandomycin クラリスロマイシン, グレープフルーツジュース*4, ネルフィナビル, サキナビル, boceprevir, nefazodone	amprenavir, アプレピタント, アタザナビル, シプロフロキサシン, クリゾチニブ, シクロスポリン, ジルチアゼム, エリスロマイシン, フルコナゾール, ホスアンプレナビル, イマチニブ, イストラデフィリン, ミコナゾール, トフィソパム, ベラパミル, casopitant, dronedarone	クロルゾキサゾン, シロスタゾール, シメチジン, フルボキサミン, ホスアプレピタント, ラニチジン, タクロリムス, クロトリマゾール, Ivacaftor, lomitapide, ranolazine, tabimorelin, ticagrelor

*1：該当のCYP分子種の相互作用を受けやすい基質薬のAUCが5倍以上に上昇. なおCYP3Aの場合は, 点線より上に10倍以上の薬剤を区別して示した.
*2：該当のCYP分子種の相互作用を受けやすい基質薬のAUCが2倍以上5倍未満に上昇.
*3：該当のCYP分子種の相互作用を受けやすい基質薬のAUCが1.25倍以上2倍未満に上昇.
*4：グレープフルーツジュースによる作用は濃度, 用量および製品に左右される.
※英文表記の薬剤はガイドライン最終案発表時（平成26年7月）に日本では未承認.
　外用薬および医療用配合剤は記載していない. プロドラッグも一部未記載.

（文献2より引用, 一部改変）

表 1-9 CYP 誘導薬の例

P450分子種	強い誘導薬*1	中程度の誘導薬*2	弱い誘導薬*3
CYP1A2	—	フェニトイン，煙草	モンテルカスト，moricizine
CYP2B6	—	エファビレンツ	ネビラピン，リファンピシン
CYP2C8	—	リファンピシン	—
CYP2C9	—	アプレピタント，カルバマゼピン，フェノバルビタール，リファンピシン	—
CYP2C19	リファンピシン，リトナビル	リファンピシン	
CYP3A	カルバマゼピン，フェノバルビタール，フェニトイン，リファブチン，リファンピシン，セントジョーンズワート*4	ボセンタン，エファビレンツ，エトラビリン，モダフィニル	ルフィナミド，armodafinil

*1：該当のCYP分子種の相互作用を受けやすい基質薬のAUCが1/5倍以下に減少．
*2：該当のCYP分子種の相互作用を受けやすい基質薬のAUCが1/2倍以下1/5倍より大きく減少．
*3：該当のCYP分子種の相互作用を受けやすい基質薬のAUCが1/1.25倍以下1/2倍より大きく減少．
*4：セントジョーンズワートによる作用は濃度，用量および製品に左右される．
※英文表記の薬剤はガイドライン最終案発表時（平成26年7月）に日本では未承認．
　外用薬および医療用配合剤は記載していない．

(文献2より引用，一部改変)

その他に留意すべき薬剤

　高齢者では腎機能，肝機能以外にも，嚥下機能や胃酸分泌の低下，水分量の減少，脂肪量の増加など，多くの要因により薬物動態あるいは薬物反応性が変化する（p26 表1-6参照）．その中で注意すべき薬剤として，最近新薬として注目されているSGLT2阻害薬について述べる．

　SGLT（sodium glucose cotransporter）は，ブドウ糖を細胞内に取り込むトランスポーターで，SGLT2はその中で糸球体でろ過された原尿中のブドウ糖の再吸収に働いている．イプラグリフロジンなどのSGLT2阻害薬は，この働きを阻害して尿からブドウ糖を排泄させる薬剤で，最近は多くの種類が発売されている．本剤は一般には低血糖の副作用は少ないが，2014年4～5月の発売

表 1-10　CYP 基質の例

CYP 分子種	感度の高い基質薬[*1]	感度が中程度の基質薬[*2]
CYP1A2	カフェイン，デュロキセチン，ピルフェニドン，ラメルテオン，チザニジン，alosetron, melatonin, tacrine	クロザピン，オランザピン，ラモセトロン，ロピニロール，テオフィリン
CYP2B6	エファビレンツ，bupropion	
CYP2C8	モンテルカスト，レパグリニド	ピオグリタゾン
CYP2C9	セレコキシブ，ジクロフェナク，グリメピリド，トルブタミド，ワルファリン	フルバスタチン，グリベンクラミド，イブプロフェン，ナテグリニド，フェニトイン
CYP2C19	クロバザム，ランソプラゾール，S-mephenytoin，オメプラゾール，ボリコナゾール	クロピドグレル，ジアゼパム，エスシタロプラム，エソメプラゾール，エチゾラム，ラベプラゾール，セルトラリン
CYP2D6	アトモキセチン，デシプラミン，デキストロメトルファン，マプロチリン，メトプロロール，ノルトリプチリン，ペルフェナジン，トリミプラミン，トロピセトロン，venlafaxine, doxepin, encainide, nebivolol	アミトリプチリン，クロミプラミン，フレカイニド，イミプラミン，チモロール，プロプラノロール
CYP3A	アルプラゾラム，アプレピタント，アゼルニジピン，ブロナンセリン，ブデソニド，buspirone，コルヒチン，conivaptan, darifenacin，ダルナビル，ダサチニブ，エレトリプタン，エプレレノン，エベロリムス，フェロジピン，フルチカゾン，インジナビル，ロピナビル，lovastatin，マラビロク，ミダゾラム，ニソルジピン，クエチアピン，サキナビル，シルデナフィル，シンバスタチン，シロリムス，タダラフィル，トルバプタン，トリアゾラム，バルデナフィル，alfentanil, dronedarone, lurasidone, ticagrelor, tipranavir	アトルバスタチン，ピモジド，リルピビリン，リバーロキサバン，タクロリムス

＊1：該当の CYP 分子種の強い阻害薬との併用により AUC が 5 倍以上に上昇，あるいは強い誘導薬との併用により AUC が 1/5 以下に減少．
＊2：該当の CYP 分子種の強い阻害薬との併用により AUC が 2 倍以上 5 倍未満に上昇，あるいは強い誘導薬との併用により AUC が 1/2 以下 1/5 倍より大きく減少．
※英文表記の薬剤はガイドライン最終案発表時（平成 26 年 7 月）に日本では未承認．
外用薬および医療用配合剤は記載していない．プロドラッグも一部未記載．

（文献 2 より引用，一部改変）

開始後数ヵ月の時点で，低血糖や脳梗塞などの副作用が報告されている．これは尿からのブドウ糖の排泄を促進するため利尿効果が期待できるが，一方で脱水傾向に陥るリスクがあるためと考えられている．このリスクは渇中枢機能の低下した高齢者では高いため使用は避ける，または慎重に投与するとの配慮が必要である．

　高齢者では多くの生理機能が低下しており，非高齢者に比べて薬物血中濃度の変化の程度が大きくなる傾向にある．また，一般に抵抗性が低下しているために，血中濃度の許容範囲が狭くなっていることが多い．さらに，腎排泄と肝代謝の両方を受ける薬剤については，高齢者で腎排泄が低下しているために相対的に肝代謝の寄与が大きくなり，非高齢者ではあまり問題とならない代謝酵素の相互作用が顕在化することもある．治療の重要性を考慮した上で低めの用量を選択し，様子を見て増量するとの配慮が一般に必要である．また，高齢者は複数の疾患に罹患していることが多く，長期間の疾患あるいは治療の継続で抵抗力が弱まっている可能性がある．このような高齢者の状況はフレイル（frailty：脆さ）と表現される．フレイルの指標としては，併用している薬剤数が非常に有用といわれているほどであり[8]，可能な限り併用する薬剤数を減らすことも重要である．高齢者の薬物療法については，以上の基本に加えて，機能低下や相互作用の機構を正しく理解し，柔軟に対処することが求められていると言えよう．

ここがポイント！

- 高齢者では腎機能，肝機能，循環機能，筋肉量，水分など，多くの要因が変化しており，これらは薬物動態の変化する原因となる（p26 表1-6 参照）．特に腎機能および肝機能の変化への配慮が必要である．
- 高齢者で薬物治療に関連して最も変化が著しい要因は，腎機能の低下である．したがって，腎排泄型の薬剤を認識するとともに，生化学検査値や併用薬の情報から患者の腎機能を判断し，適切に薬剤を選択，あるいは用量調節することが，高齢者における薬物適正使用の第一歩である．

第1章 ポリファーマシーを考える上での基礎知識

- 高齢者では一般に多剤併用により薬物相互作用のリスクが高まっている．肝代謝が関係する薬物相互作用は程度の著しいものが含まれる．多数の薬剤が関係するために，機構に基づきグループとグループの組み合わせでリスク管理する必要がある．

- 高齢者のフレイルには個人差が大きく，個別化医療を徹底する必要がある．

文献

1) Turnheim K : Drug dosage in the elderly. Is it rational? Drugs Aging, 13 : 357-379, 1998.
2) Rowe JW, et al : The effect of age on creatinine clearance in man : a cross-sectional and longitudinal study. J Gerontol, 31 : 155-163, 1976.
3) Davies DF, et al : Age changes in glomerular filtration rate, effective renal plasma flow, and tubular excretory capacity in adult males. J Clin Invest, 29 : 496-507, 1950.
4) Kampmann J, et al : Rapid evaluation of creatinine clearance. Acta Med Scand, 196 : 517-520, 1974.
5) Giusti DL, et al : Dosage regimen adjustments inrenal impairment. Drug Intell Clin Pharm, 7 : 382-387, 1973.
6) 大野能之ほか：これからの薬物相互マネジメント～臨床を変える PISCS の基本と実践～，じほう，2014.
7) 厚生労働省医薬食品局審査管理課事務連絡：「医薬品開発と適正な情報提供のための薬物相互作用ガイドライン（最終案）」の公表について，平成 26 年 7 月 8 日．Available at：〈http://www.japal.org/contents/pdf/notice/jimurenraku/20140708_jimu.pdf〉
8) Gnjidic D, et al : Polypharmacy cutoff and outcomes : five or more medicines were used to identify communitydwelling older men at risk of different adverse outcomes. J Clin Epidemiol, 65 : 989-995, 2012.

（樋坂章博）

5 薬物相互作用情報と患者リスクの考え方

　生活習慣病の拡大や高齢化の進展などに伴い，一人の患者が複数の診療科を受診し，多種類の医薬品を服用することもまれではなく，薬物相互作用が問題となるケースは少なくない．事実，最近のメタアナリシスでは，全入院のうち1.1％，全来院のうち0.1％が実際の薬物相互作用（潜在的な薬物相互作用ではなく，検査値や症状により薬物相互作用が確認されたもの）を理由とするものであることが報告されている[1]．このような薬物相互作用による患者の健康被害を避ける，もしくは最小限にするためには，相互作用に関する情報を適切に収集・評価し，個々の患者におけるリスクを評価する必要がある．

■ 薬物相互作用の理解

　薬物相互作用情報を把握し，患者リスクを踏まえた上で対処法を考えるためには，第一に相互作用のメカニズムを理解しておく必要がある（表1-11）．

1 薬物動態学的相互作用

　投与された薬物は，投与部位から吸収され，血液循環を介して作用部位を含む全身に分布し，薬理作用（主作用・副作用）を発揮する．また，肝臓などで代謝されたり，尿中や胆汁中へ排泄されたりして，体内から消失する．このように，薬物の体内動態が変動する相互作用が薬物動態学的相互作用である．上記の各過程にはさまざまな機能タンパク質が関与しており，これら機能タンパク質を介して薬物と薬物が影響し合うことで血中濃度が変動し，薬理作用が増強または減弱する．
　特に重要なのが，代謝を介した相互作用である．代謝過程において中心的な役割を果たすのはシトクロムP450（CYP）であり，さまざまな分子種が知られ

表 1-11　主な薬物相互作用のメカニズムによる分類

薬物動態学的（pharmacokinetics：PK）	●薬剤と薬剤の組み合わせに問題がある 　（吸収過程，分布過程，代謝過程，排泄過程）
薬力学的（pharmacodynamics：PD）	●主薬が同じ薬剤が重複している ●薬理効果または副作用が同じ症状（現象）となる薬剤，同じ受容体・酵素に作用する薬剤の併用で作用が増強・減弱 ●薬理効果と副作用が同じ症状（現象）となる薬剤の併用で作用が増強 ●薬理効果が逆の症状（現象）または薬理効果と副作用が逆の症状（現象）となる薬剤の併用で作用が減弱
食生活（飲食物）との関係	●食生活（飲食物）との関係に問題がある（作用増強・作用減弱） ●薬剤と飲食物の成分が類似していて集積が予想される

ている．例えば，基質薬と阻害薬を併用すると，基質薬の代謝が阻害され血中濃度が上昇することから，副作用の発現に注意が必要である．

2 薬力学的相互作用

　薬物の作用メカニズムに基づくものが薬力学的相互作用である．受容体を例に取ると，ある受容体の作動薬同士あるいは遮断薬同士を併用すると，その受容体を介した薬理作用（主作用・副作用）は増強する．一方，ある受容体の作動薬と遮断薬を併用すれば，その受容体を介した薬理作用は減弱する．
　薬力学的相互作用の多くは，それぞれの薬物の薬理作用を理解していれば予測可能なものが多い．例えば，抗うつ薬，抗精神病薬，抗ヒスタミン薬などの抗コリン作用を持つ薬物の併用による口渇，排尿障害，便秘などの副作用の発現や，気管支拡張薬と気管支収縮作用を持つβ受容体遮断薬の併用による喘息症状の悪化，抗ドパミン薬の重複による薬剤性パーキンソニズムなどが挙げられる．

3 飲食物との相互作用

　飲食物との相互作用も重要である．ビタミンKを豊富に含む納豆などが，ワルファリンの作用に拮抗することもよく知られている．グレープフルーツジュースに含まれる成分は，小腸上皮細胞のCYP3A4を阻害することでカルシウム拮抗薬の血中濃度を上昇させたり，消化管トランスポーターのOATPを阻害することでフェキソフェナジンの血中濃度を低下させたりする．また，いわゆる健康食品やサプリメントとの相互作用も生じ得る．

薬物相互作用の情報

1 医薬品添付文書

　薬物相互作用に関する情報として第一にチェックすべきは，医薬品添付文書であることは言うまでもない．使用上の注意の項に「併用禁忌」「原則併用禁忌」あるいは「併用注意」の組み合わせが記載されている．併用禁忌は，医薬品適正使用の観点から，併用してはならない医薬品の組み合わせである．また，原則併用禁忌は，特定の状態の患者などにおいて，特段の理由がない限り併用してはならない組み合わせである．ただし，エビデンスに基づいて，患者にとってリスクを上回るメリットがあると医療従事者（医師，薬剤師）が判断し，患者から十分なインフォームド・コンセントが得られた場合には，例外的に併用されることもある．そのような場合には，適切な対処や綿密なモニタリングが必要である．

　併用注意は，必ずしも併用しないことを勧めるものではなく，また，注意を払えば併用してよいと保証するものでもない．あくまで，「臨床上，注意を要する」として，注意を喚起されているにすぎない．医薬品添付文書には，相互作用を惹起する相手の薬剤名，臨床症状・措置方法，機序・危険因子などが表形式で記載されている．しかし，スペースの関係から，必ずしも十分な情報が記載されているとは言えない．例えば，「●●を阻害する薬物」と記載され，「◆◆等」と一部が例示されているのみであったり，具体的な薬物名の記載がない場合もある．特に各種 CYP を阻害する薬物には多種多様なものがあり，医薬品添付文書に具体的な記載がなくとも，これらの薬物との相互作用には十分な注意が必要である．

2 相互作用症例・臨床試験報告

　前述のとおり，全ての相互作用情報が医薬品添付文書に網羅されているわけではない．また，実臨床で使用される中で判明した相互作用症例や，市販後に行われた相互作用に関する臨床試験などが日々報告される．場合によっては，これらの情報も把握しておかなければならないが，十分に注意しながら読み解く必要がある．

　症例報告に関しては，報告されている患者背景まで理解しなければならな

い．ある一例の相互作用に関する症例報告をもって，全ての患者に注意すべきであるとは限らない．例えば，腎機能障害患者における相互作用の報告では，腎機能が正常な患者において同程度の相互作用が起こるかどうかは不明である．相互作用の臨床試験報告に関しては，多くが健康成人を対象に行われていることを念頭に置く必要がある．すなわち，健康成人とは異なり，実際の患者では加齢や病態によって，相互作用による薬物動態や薬理作用への影響の程度が異なる可能性がある．また，薬物動態の変化は大きくなく，薬理作用への影響は小さかったと報告されることもあるが，実際の患者では臨床的に意味のある相互作用が現れる可能性も否定できないことを認識しておく必要もある．

患者における相互作用リスクの評価

医薬品添付文書の併用注意の欄には，相互作用による影響が軽微なものから，場合によっては併用禁忌と同程度に注意を必要とするものまで一律に記載されている．したがって，その併用が適切か否かを，ケースバイケースで判断する必要がある．個々の患者におけるリスクを的確に評価することは難しいが，評価可能な要因は可能な限り考慮に入れて，個別に相互作用に関する判断を下さなければならない．

1 注意すべき患者の要因

併用を避けることができず，治療効果の変化や副作用の発現が危惧される場合，相互作用の程度を予測できれば，それに応じてあらかじめ投与量を調節することが可能になる．しかし，相互作用の程度やそれによる有害反応の程度などは，患者それぞれの年齢，病態，生理的要因，遺伝的要因などによって変化するため，対応を一概に述べることは困難である．したがって，薬効や副作用を十分にモニタリングしながら，調節しなければならない．

特に注意が必要となるのは，相互作用によって増強すると予測される薬理作用（主作用・副作用）と，患者の疾患や生理的状態の関係である．増強が予測される作用が患者の疾患を悪化させるようなものであれば，併用は避けるべきである．また，高齢者では一般に身体・生理機能が低下していることから，転倒リスクとなる眠気・ふらつきなどが増強するような相互作用，排尿障害や認

知機能悪化につながりかねない抗コリン作用を持つ薬物の重複などは，より慎重な判断が求められる．

2 薬物間相互作用による副作用の評価

　相互作用による有害反応（副作用）は，投与開始前にリスクを十分に検討した上で事前に回避することが望ましいが，副作用が起こってから相互作用を疑う場面も少なくない．薬物と副作用の因果関係を判定する評価指標として，Naranjo スケール[2]が頻用されているが，単一薬物による有害反応を評価するために設計されていることなどから，相互作用による有害反応を評価するには不適当である．近年，Naranjo スケールをもとに設計された評価指標であり，10 項目の設問により highly probable（ほぼ確実な），probable（可能性が高い），possible（可能性がある），doubtful（疑わしい）の 4 段階で薬物相互作用による有害反応の因果関係を判定する DIPS（drug interaction probability scale）が提案されている（**表 1-12**）[3]．DIPS による評価を行うためには，被疑薬の薬理学的/薬物動態学的な特徴に対して十分な知識が必要ではあるが，臨床で遭遇した薬物相互作用を疑う副作用の評価に活用できる．

ここがポイント！

- 相互作用情報を把握し，患者リスクを踏まえた上で対処法を考えるには，相互作用メカニズムの理解が必須である．
- 全ての相互作用情報が医薬品添付文書に網羅されているわけではなく，症例や臨床試験の報告を把握する必要もある．
- 症例は報告されている患者背景まで理解しなければならない．
- 相互作用の臨床試験は，多くが健康成人を対象に行われていることを念頭に置く必要がある．
- 相互作用によって増強が予測される副作用と，患者の疾患や生理的状態との関係を評価し，リスクを判断する必要がある．
- 相互作用を疑う副作用の因果関係は，DIPS を用いて評価できる．

表1-12 DIPS (drug interaction probability scale)

設問	はい	いいえ	不明/非該当
過去にヒトにおける当該相互作用の"信頼できる"報告があるか[*1]	+1	−1	0
観察された相互作用はprecipitant drugの既知の相互作用の特徴と一致するか	+1	−1	0
観察された相互作用はobject drugの既知の相互作用の特徴と一致するか	+1	−1	0
有害事象は相互作用の既知のもしくは妥当な時間経過(発現や消失)と一致するか	+1	−1	0
object drugは変更せずにprecipitant drugを中止した場合に相互作用は緩解したか[*2]	+1	−2	0
object drugを継続したままでprecipitant drugを再投与した場合に相互作用は再現したか	+2	−1	0
有害事象に妥当なその他の原因はあるか[*3]	−1	+1	0
object drugの血中濃度や他の体液中濃度は想定される相互作用と一致していたか[*4]	+1	0	0
相互作用はobject drugへの影響と一致する客観的エビデンス(前問の薬物濃度以外)によって確認されたか[*5]	+1	0	0
precipitant drugの投与量を増量した場合は相互作用が増強し,減量した場合は減弱したか	+1	−1	0

合計点が9以上の場合「highly Probable(ほぼ確実な)」,5～8の場合「probable(可能性が高い)」,2～4の場合「possible(可能性がある)」,1以下の場合「doubtful(疑わしい)」

object drug:相互作用により影響を受ける薬物
precipitant drug:相互作用を引き起こす薬物

[*1]:"信頼できる"とは相互作用を裏付けるエビデンスが明確に示されている症例報告(DIPSがpossible以上)や前向き臨床試験のこと.症例報告などがない場合は「非該当」とし,臨床試験で相互作用がないことが示されている場合に「いいえ」とする.
[*2]:object drugの投与量も変更した場合は非該当とし,次の設問はとばす.
[*3]:病態,他の併用薬,アドヒアランス,危険因子(年齢,投与量など)を考慮し,十分な情報がある場合のみ「いいえ」とし,不確かな・疑わしい場合は「不明/非該当」とする.
[*4]:薬物濃度が測定されていない場合,薬力学的相互作用の場合は「非該当」とする.
[*5]:客観的エビデンスとは検査値の変化や有害反応などの臨床的エビデンスのこと.薬力学的相互作用はここで評価する.

(文献3より引用,一部改変)

文 献

1) Dechanont S, et al : Hospital admissions/visits associated with drug-drug interactions : a systematic review and meta-analysis. Pharmacoepidemiol Drug Saf, 23 : 489-497, 2014.
2) Naranjo CA, et al : A method for estimating the probability of adverse drug reactions. Clin Pharmacol Ther, 30 : 239-245, 1981.
3) Horn JR, et al : Proposal for a new tool to evaluate drug interaction cases. Ann Pharmacother, 41 : 674-680, 2007.

（澤田康文）

第 2 章

ポリファーマシーの高齢者に対する処方整理の実践

1 処方整理のためのツール

　若年者と比べ高齢者では薬物有害事象が頻繁に起こることが知られている．急性期病院では高齢者の6〜15％に薬物有害事象を認めるとの報告がある[1,2]．また，68の研究（被験者合計123,794人）を対象としたメタ解析の報告によると，若年者と比べて65歳以上の高齢者では薬物有害事象による入院の割合が4倍高かった（16.6％ vs 4.1％）．しかも，若年者では予防可能であると考えられた薬物有害事象による入院の割合は24％であった一方，高齢者では薬物有害事象による入院の内88％が予防可能であると考えられた[3]．もともと高齢者の方が入院する危険性が高いことを考えると，高齢者における予防可能な薬物有害事象による入院の件数は若年者の7倍にも及ぶと推定されている．慢性期療養病床においても頻繁な薬物有害事象が報告されている．アメリカのナーシングホームにおいては100患者日当たり9.8件の薬物有害事象が起こっており，その内42％が予防可能と考えられている[4]．この予防可能と考えられた薬物有害事象の大半は薬物処方やモニタリングの段階で問題が起こっていた．外来診療では27％の薬物有害事象が予防可能であると推定されている[5]．このように幅広い場面において発生し，しかもその大部分が予防可能なものであることが高齢者の薬物有害事象の特徴である．

　これらの研究によって高齢者における薬物有害事象の危険性が理解されるとともに，薬物有害事象を予防する取り組みもなされるようになってきた．高齢者において薬物有害事象の危険性が高い理由としては表2-1に挙げられるような多様な要因が考えられるが[6]，この中でも潜在的に改善可能かつ重要なことは多剤服用である．多くの種類の薬物を併用することによって個々の薬物による有害事象の危険性が高まるだけでなく，予期せぬ薬物−薬物間の相互作用や薬物−疾病間の相互作用が起こる危険性が高まる．また，服薬過誤の危険性の上昇，アドヒアランスの低下が起こりやすくなる．大学病院入院患者においては

表 2-1 高齢者の薬物有害作用増加に関連する因子

疾患上の要因
- 複数の疾患を有する → 多剤服用，併科受診
- 慢性疾患が多い → 長期服用
- 症候が非定型的 → 誤診に基づく誤投薬，対症療法による多剤併用

機能上の要因
- 臓器予備能の低下（薬物動態の加齢変化）→ 過量投与
- 認知機能，視力・聴力の低下 → コンプライアンス低下，誤服用

社会的要因
- 過少医療 → 投薬中断

(文献6より引用)

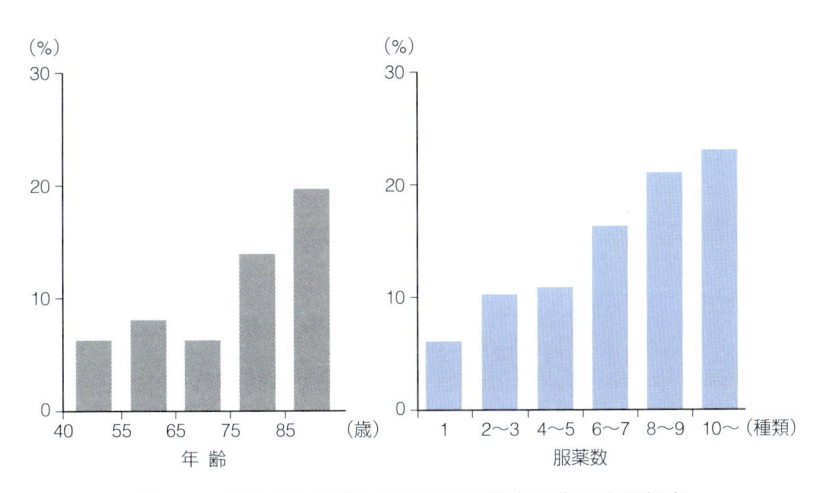

図 2-1 高齢者の年齢と服薬数別薬物有害作用出現頻度
東大病院老年病科の入院患者調査（1995～1999年）．
入院時に存在もしくは入院中に発生した薬物有害作用の有無を診療録から判定した高齢者ほど多いことを示すデータであるが，75歳以上の後期高齢者では15%以上に達する点に注意が必要である．

(文献1より引用)

6剤以上で有害事象の発生頻度が大きく増加していた（**図 2-1**）[1,7]．そのため，不必要な薬物を避け，適切な薬物の投与にとどめることが薬物有害事象の予防に重要であると考えられる．

しかし，多様な慢性疾患を有する高齢患者に対して適切な薬物投与を行っていくことは簡単ではない．例えば，日本において薬剤師による訪問診療を受け

ている患者の48.4％が不適切とみなされる薬物を処方されていた[8]．海外の外来診療においても不適切とみなされる薬物の処方が同様の頻度で報告されている[9]．こうした不適切とみなされる薬物の頻繁な使用は介護老人保健施設や療養病床においても報告されている[10]．ただ，ここで注意が必要な点としては，これらの研究においては，薬物投与が適切かどうか判断するにあたり，高齢者において期待される治療効果よりも有害事象の危険性が高い薬物〔英語ではPotentially Inappropriate Medication（PIM），日本ではしばしば慎重投与薬や不適切薬と呼ばれる〕のリストが用いられていることである．薬物投与の適切さを判断するためには，本来であれば患者の欲求（治療における目標），医療上の合理性，そして全体の利益（処方行為による家族や社会に対する影響を含む）の3つに基づいた総合的な判断が必要であるが[11]，研究レベルにおいてはそうした個々の事情は考慮されず，主に医療上の合理性（リスクとベネフィットのバランス）に基づいて作成された不適切薬のリストが用いられる．ここではこうしたリストの中でも特に日常診療や研究において頻用される「Beers基準」[12]「STOPP and START」[13]『高齢者の安全な薬物療法ガイドライン2015』[14]の3つを紹介し，使用上の留意点について述べるが，こうしたリストはあくまで医療上の合理性にのみ注目したものであり，実際の処方にあたっては医療上の合理性にとどまらない総合的な判断が必要である点に注意が必要である．

高齢者では有害事象の危険性が高く慎重投与を要する薬物リスト

1 Beers基準

　Beers基準はもともと米国においてDr. Beersが1991年に作成したものであるが，それ以降定期的に改訂されてきた[15]．当初はDr. Beersを含めた一部の研究者が文献をレビューし，その結果に基づいてコンセンサスを形成するという形で作成されていたが，2016年1月現在，最新の2012年版ではアメリカ老年医学会の専門家委員会がシステマティックレビューを行い，その結果に基づいてコンセンサスを形成するというプロセスを踏んで作成された[12]．アメリカ老年医学会のウェブサイト[16]から入手可能である．
　この2012年版Beers基準では，全部で53の薬物あるいは薬物クラスがPIMとして同定され，

1 処方整理のためのツール

①高齢者では一般的に避けるべきもの
②ある特定の疾患や症候群をもつ高齢者では避けるべきもの
③高齢者に対して用いる際に慎重であるべきもの

の3つに分類されている．それぞれの薬物にはQuality of Evidence（エビデンスの質）とRecommendation Strength（推奨の強さ）が付けられている．エビデンスの質は高，中，低の三段階，推奨の強さとしては強，弱あるいは不十分（不十分なエビデンスのみ）であり，Beers基準による推奨を個々の患者に当てはめる際に判断する補助として用いることができる．また，リストを作成するにあたってどのような文献をどのように解釈して推奨を行ったかが公表されており（これは資料として前述のアメリカ老年医学会のウェブサイト[16]から入手可能である），透明性を高める取り組みがなされている．しかし，Beers基準においては例外的な使用（例えば緩和ケアに用いる場合）については述べられておらず，また薬物の相互作用や重複，過少治療の問題も扱っていなかった．なお，このBeers基準は改訂作業が行われており（2016年1月現在），近いうちに公表される見通しである．

2 STOPP and START

STOPP and STARTは2008年にアイルランドの研究者によってEUで用いることを念頭に置いて作成，発表され，その後2015年に大幅に改訂されている[13,17]．このSTOPP and STARTにおいては上記のBeers基準の短所を補うよう改善が加えられている．最も大きな特徴としては高齢者において避けるべき薬物だけでなく，期待される治療効果が高く，禁忌がなければ使用するべき薬物についてもリストを作成している点である．この使用するべき薬物が用いられていなければ過少治療と判断される．使用するべき薬物はSTART（Screening Tool to Alert doctors to Right Treatment）と呼ばれ，避けるべき薬物はSTOPP（Screening Tool of Older People's potentially inappropriate Prescriptions）と呼ばれ，2015年版では合計114の薬物あるいは薬物クラスがSTARTあるいはSTOPPに分類されている．それらの多くが疾患との組み合わせという形で記載されており，生理学的に分類されている（例：循環器など）．

49

3 高齢者の安全な薬物療法ガイドライン 2015

　高齢者の安全な薬物療法ガイドラインは，日本老年医学会の老人医療委員会のワーキンググループと厚生労働省の長寿医療委託研究班メンバーとで 2005 年に作成され，2015 年に 10 年ぶりに改訂された．2005 年に作成された際は各執筆者の調査研究した結果に基づいておりエビデンスに欠けているきらいがあったが，2015 年の改訂にあたってはシステマティックレビューを基にしており，また文献のエビデンス評価も行っている．29 の薬物あるいは薬物クラスが高齢者に対して「特に慎重な投与を要する薬物」として分類されており，8 の薬物あるいは薬物クラスが「開始を考慮するべき薬物」として分類されている．このガイドラインは先日 170 ページの書籍として出版されており，それぞれの薬物について処方上の注意点が細かく記載されているのもその特徴である．

高齢者では有害事象の危険性が高く慎重投与を要する薬物リストの使用にあたっての注意点

　ここで，高齢者において有害事象の危険性が高い薬物リストのうち，広く用いられているもの 3 種類を紹介した．ただ，こうしたリストを用いる際にはいくつか注意が必要である[18]．

　まず，薬物の効果を調べる研究に比べて，薬物有害事象を調べる研究は（特に高齢者において）十分に行われているとは言い難い．まれな有害事象についてはそもそも認識されることが少ない上，それをきちんと評価するための研究を行うことは症例数が膨大となるため困難であったり，あるいはバイアスを受けやすいためエビデンスとしてはやや低い位置づけとなるケースコントロール（症例対象）研究に頼らざるを得なかったりする．したがって，不適切と位置づけられた薬物についてもエビデンスに乏しく今後評価が変わる可能性はある．医学は日進月歩で進歩しており，日々新しいエビデンスが付け加えられている．今日までは広く用いられていた薬物に重大な有害事象の危険性があることが発見されることもまれではない．

　次に，こうしたリストを開発する手法はまだ確立されていない．例えば，2012 年版の Beers 基準ではエビデンスを作成するのに，modified GRADE と呼ばれるガイドライン作成にあたって近年広く用いられる手法を用い，また専門

家間のコンセンサス形成のために modified Delphi 法を用いている[12]．これらの手法は手順も明示的に定められており，再現性のあるものではあるが，薬物の治療効果と有害事象のリスクをどのように比較するかなど主観によって左右される部分は避けられない．また，これらのリストに載った薬物の影響はそもそもそれほど大きくない可能性もある．薬物有害事象による入院や救急外来受診を調査した大規模な研究では，ワルファリン，インスリン，抗血小板薬，経口血糖降下薬の4種類が薬物有害事象の原因の67%を占めるとされ，Beers 基準などで有害事象の危険性が高い薬物と判定された薬物は，薬物有害事象の原因の10%以下を占めるにすぎなかった[19]．つまり，リスクも高いがベネフィットも大きく日常診療において頻用される薬物が（適切に用いられているにもかかわらず）薬物有害事象の大半をもたらしていることになる．

　さらに，医療慣行は国や医療システムによって異なっており，これらのリストが作成された国や医療システム以外で用いるにあたっては多くの注意が必要である．例えば，ある薬物を不適切と判断するかどうかについては，その薬物に対して代替薬が存在するかどうかの判断も関係してくる．代替薬がない場合，ややリスクが高くとも用いらざるを得ず不適切と位置づけにくい．しかし，より安全な代替薬が存在する場合に，よりリスクが高い薬物は不適切と判断されることもある．したがって，ある薬物が不適切薬リストに含まれるかどうかは単純にその薬物だけでなく，他の治療法（薬物や非薬物療法）の効果やリスク，その薬物がどの程度広く用いられているかなど多様な要素が考慮されているのである．そのため，ある医療システムにおいて不適切と判断される薬物が他の医療システムにおいても不適切と判断されるとは限らない．

　最後に，医療の複雑性，患者の多様性を考慮すると，これらのリストに載っている薬物が状況によっては適切である可能性は否定できない．前述したように，処方されている薬物が適切であるかどうかの判断は医療上の合理性（リスクとベネフィットのバランス）のみならず，患者の治療上の目標や周囲に与える影響など多様な要因を考慮することが必要であり，不適切薬のリストはあくまでリスクとベネフィットのバランスの観点から不適切な可能性が高いと判断された薬物のリストにすぎない．例えば，これらのリストに含まれている薬物であっても，患者の求めている効果が他の治療法によって達成できない場合などには使用を検討せざるを得ない場合も多い．

不適切薬のリストに伴う諸処の問題点を考慮し，ここで紹介した3つの有害事象の危険性が高い薬物リストについては，あくまで危険性が高い薬物を見つけ出すためのスクリーニングツールであると位置づけて用いるのが賢明であると思われる．これらのリストは医師の判断を超えるものではなく，個々の患者への適応にあたってそれぞれ別個に医師が判断することが重要である．幸い，これらのリストではそれぞれの薬物について，どのような有害事象の危険性が高いかが明示されているため，それを判断材料として用いることができる．リストに含まれているからというだけでいたずらに使用を恐れるのではなく，必要と判断される際には使用する．ただし薬物有害事象の危険性を常に考慮してモニタリングを行いつつ使用を必要最小限にとどめる，という姿勢が重要である．

ここがポイント！

- 高齢者では若年者と比べ薬物有害事象が起こりやすいが，予防可能な薬物有害事象も多い．
- 薬物有害事象の予防のためには不必要あるいは有害事象の危険性が高い薬剤を避けることが重要である．
- 薬物有害事象の危険性が高い薬剤のリストとして「Beers 基準」「STOPP and START」『高齢者の安全な薬物療法ガイドライン 2015』が代表的である．
- これらのリストは薬物有害事象の危険性が高い薬物を見つけ出すためのスクリーニングツールとして有用であるが，実際の個々への適応にあたっては個別に判断することが重要である．

文 献

1) 鳥羽研二ほか：薬剤起因性疾患．日老医誌，36：181-185，1999．
2) 秋下雅弘ほか：大学病院老年科における薬物有害事象の実態調査．日老医誌，41：303-306，2004．
3) Beijer HJ, et al：Hospitalisations caused by adverse drug reactions（ADR）：a meta-analysis of observational studies. Pharm World Sci, 24：46-54, 2002.
4) Gurwitz JH, et al：The incidence of adverse drug events in two large academic long-term care facilities. Am J Med, 118：251-258, 2005.
5) Gurwitz JH, et al：Incidence and preventability of adverse drug events among older persons in the ambulatory setting. JAMA, 289：1107-1116, 2003.

6) 日本老年医学会 編：老年医学系統講義テキスト，西村書店，2013.
7) Kojima T, et al：High risk of adverse drug reactions in elderly patients taking six or more drugs：analysis of inpatient database. Geriatr Gerontol Int, 12：761-762, 2012.
8) Onda M, et al：Identification and prevalence of adverse drug events caused by potentially inappropriate medication in homebound elderly patients：a retrospective study using a nationwide survey in Japan. BMJ Open, 10：e007581, 2015.（doi：10.1136/bmjopen-2015-007581）
9) Blanco-Reina E, et al：2012 American Geriatrics Society Beers criteria：enhanced applicability for detecting potentially inappropriate medications in European older adults? A comparison with the Screening Tool of Older Person's Potentially Inappropriate Prescriptions. J Am Geriatr Soc, 62：1217-1223, 2014.
10) Ishii S, et al：Factors associated with unexpected early discharge in Japanese institutionalized elderly patients. EUGMS, 4：S163, 2013.（doi：http://dx.doi.org/10.1016/j. eurger. 2013.07.557）
11) Cribb A, et al：Prescribers, patients and policy：the limits of technique. Health Care Anal, 5：292-298, 1997.
12) American Geriatrics Society 2012 Beers Criteria Update Expert Panel：American Geriatrics Society updated Beers Criteria for potentially inappropriate medication use in older adults. J Am Geriatr Soc, 60：616-631, 2012.
13) O'Mahony D, et al：STOPP/START criteria for potentially inappropriate prescribing in older people：version 2. Age Ageing, 44：213-218, 2015.
14) 日本老年医学会 編：高齢者の安全な薬物療法ガイドライン2015，メジカルビュー社，2015.
15) Beers MH, et al：Explicit criteria for determining inappropriate medication use in nursing home residents. Arch Intern Med, 151：1825-1832, 1991.
16) アメリカ老年医学会ウェブサイト：Available at：〈http://www.americangeriatrics.org/health_care_professionals/clinical_practice/clinical_guidelines_recommendations/2012〉
17) Gallagher P, et al：STOPP（Screening Tool of Older Person's Prescriptions）and START（Screening Tool to Alert doctors to Right Treatment）. Consensus validation. Int J Clin Pharmacol Ther, 46：72-83, 2008.
18) Spinewine A, et al：Appropriate prescribing in elderly people：how well can it be measured and optimised? Lancet, 370：173-184, 2007.
19) Budnitz DS, et al：Emergency hospitalizations for adverse drug events in older Americans. N Engl J Med, 365：2002-2012, 2011.

〈石井伸弥〉

2　処方整理の進め方

　高齢者は慢性疾患の合併が多く，ポリファーマシーとなりやすい．患者の専門医志向が強い場合には，疾患に合わせて複数の病院を受診するようになり，また専門外の患者を診ない医師が多いために，複数の疾患を抱えた患者は多数の診療科を受診しなければならない現状もある．そのようにして複数の病院を受診すると処方数も増えることになる．また，高齢者では治療すべき疾患のほかに，倦怠感，体力低下，筋肉痛，肩こりというような不定愁訴を訴える患者も多く，対症療法として処方される薬も多い．このようにしてポリファーマシーになると，本人や介護者にとって内服に手間がかかり，服薬・調剤の誤りや薬物相互作用による副作用が増加し，医療費の増大にもつながる．ここでは，ポリファーマシーとなった患者の処方をどのように整理したらよいか，実例を示しながら考えたい．

いつ処方整理するか

　処方医が自分一人であれば処方の整理は容易であるが，複数の場合には処方の整理はしにくくなるので，必ず患者にお薬手帳を持参するように指導する．複数の病院にかかっている場合でも処方されている全ての薬を把握することが重要である．自分が介護保険の主治医意見書を書くような立場であれば，他院から処方されている薬についてもその必要性を検討し，不要であったり重複したりしているものについては，互いに連携を取り合って調整すべきである．
　他院の処方を調整できる機会としては，何らかの疾患で入院した際に，入院担当医が処方の整理を行うのがよい．その際に手間はかかるが，必ず他院の主治医と連絡を取りながら行うようにする．注意を怠ると必要な薬を誤って中断したり，せっかく処方を整理してもその患者が退院後に他院を再診した際に，また元通りの処方に戻されてしまったりする．

どの処方を整理するか

処方の中には疾患の治療薬のほかに，予防薬や対症療法の薬も存在する．予防薬に関してはエビデンスがある妥当なもの以外は中止する．対症療法薬も漫然と継続するのではなく，有効性が低い場合や症状が軽快した場合は中止を試みる．また，生活指導や食事・運動療法などを積極的に取り入れることも，処方を減らす上で重要である．治療薬に関しては，高齢者では有害作用が出やすくなるので，有用性と比較して重篤な有害作用のある薬や有害作用の頻度が多い薬から優先して中止する．

処方中止の際，徐々に減量すべき薬剤として，抗けいれん薬，バルビツール酸，抗うつ薬，ベンゾジアゼピン系薬，向精神薬，医療用麻薬，副腎皮質ステロイド，β遮断薬，硝酸薬，メチルドパなどがあるので注意が必要である．

日本老年医学会編集の『高齢者の安全な薬物療法ガイドライン2015』に慎重投与を要する薬物のリストがあるので参考にするとよい．

どのように内服するか

服用法も，食直前・食後・食間・就寝前などが混在するとアドヒアランスの低下や過誤の原因となるので，なるべく朝1回や朝・夕食後などの簡便な方法にして，服薬カレンダーや薬ケースを使用してもらうとよい．認知機能の低下例でも朝1回投与であれば，出勤前の家族や介護者が管理しやすくなる．ビスホスホネート製剤のように週1回や4週に1回の薬剤がある場合には，服薬回数を減らすことができる．口腔内崩壊錠や貼付剤の使用も有用であり，便秘薬や睡眠薬以外の薬剤は一包化（one dose package；ODP）する．

処方整理の具体例

1 残薬確認から処方整理を行った事例

症例 82歳，男性

● **来院までの経緯** 52歳時に健診で高血圧と脂質異常症を指摘され，以後，

近医で内服治療をしていた．5年前に妻が亡くなり，以後一人暮らしをしている．娘の話では部屋に薬袋が多数残っており，特に夕のコレステロールの薬は大量に余っている．今回，近医が閉院となるため当院を初診した．

● **既往歴**　逆流性食道炎（75歳），肺炎（80歳）

● **来院時の身体所見と検査値**

身体所見：意識清明，血圧158/96 mmHg，脈拍74/分・整，ほかに特記すべき所見なし

血液生化学検査：Cr 0.9 mg/dL（eGFR 61.5 mL/分/1.73 m^2），HDL-C 50 mg/dL，LDL-C 135 mg/dL，TG 158 mg/dL

心電図：左室肥大

胸部X線：異常なし（CTR 50％）

● **高齢者総合的機能評価（CGA）**

基本的ADL：Barthel index 100/100（良好）

手段的ADL：Lawton & Brody 4/5（軽度低下）

自分で炊事ができないので，コンビニの弁当や惣菜を食べている．服薬管理に補助が必要である．

認知機能：MMSE 22/30，HDS-R 20/30（認知症あり）

日付が言えない．桜，猫，電車を思い出せない．

気分：高齢者うつスケール（GDS）4/15（抑うつ傾向なし），Vitality index 10/10（意欲あり）

● **その他**

生活環境：独居（一戸建て住宅），娘が近所に住んでいる．

介護保険：要支援2

● **来院時処方**

①カルベジロール（アーチスト®）10 mg　　　1回1錠

　テルミサルタン（ミカルディス®）40 mg　　1回1錠

　　　　　　　　　　　　　　　　　　　　　1日1回朝食後

②ニフェジピン（アダラート®L）20 mg　　　1回1錠

　　　　　　　　　　　　　　　　　　　　　1日2回朝夕食後

③ドキサゾシン（カルデナリン®）1 mg　　　1回2錠

④ランソプラゾール（タケプロン® OD）30 mg　　1回1錠
　　　　　　　　　　　　　　　　　　　　　　　　1日1回夕食後

⑤テプレノン（セルベックス®）50 mg　　　　　1回1カプセル
　　　　　　　　　　　　　　　　　　　　　　　　1日1回朝食後

⑥アトルバスタチン（リピトール®）10 mg　　　1回1錠
　　　　　　　　　　　　　　　　　　　　　　　　1日3回毎食後

⑦カルボシステイン（ムコダイン®）250 mg　　1回2錠
　リマプロスト アルファデクス（オパルモン®）5 μg　1回1錠
　オキシブチニン（ポラキス®）2 mg　　　　　1回1錠
　　　　　　　　　　　　　　　　　　　　　　　　1日1回夕食後

⑧エチゾラム（デパス®）0.5 mg　　　　　　　1回1錠
　　　　　　　　　　　　　　　　　　　　　　　　1日3回毎食後
　　　　　　　　　　　　　　　　　　　　　　　　1日1回就寝前

a アドヒアランス

　処方の整理のためには，アドヒアランスを確認する．きちんと内服しているかを尋ねるよりも，薬が余っていないかを尋ねる方が情報を得やすい．例えば，朝の降圧薬はほぼ飲み終わったが，夕のコレステロールの薬はたくさん余っている，という場合には，夕の処方を内服していないことが分かるので，この薬の中止あるいは減量を検討する．本症例では薬が大量に余っていることからアドヒアランスの不良が考えられる．

b 高血圧

　本態性高血圧患者でも生活環境の変化，例えば，多忙な職場を定年退職したり，自分が介護していた配偶者が亡くなったりした場合に，ストレスが大きく軽減して血圧が下がり，処方を減らせることがある．また，高齢者では起立性低血圧も増えるので，加齢とともに血圧も若干高めにコントロールする場合が多い．

　本症例では，降圧薬が処方①〜③で4剤あり，夕食後に③α遮断薬のドキサゾシンが処方されていることから，以前は難治性の早朝高血圧があったことが推測される．外来受診時にⅠ度（軽症）高血圧であり，高齢者では過度の降圧

は危険であるので，起立性低血圧を起こしやすい③α遮断薬を中止して，②カルシウム拮抗薬のニフェジピンも減量して長時間作用型のアムロジピンの朝1回投与に変更する．さらに，アンジオテンシンⅡ受容体拮抗薬（ARB）との合剤に変更すると錠数を減らすことができる．今後，①αβ遮断薬のカルベジロールをガイドラインに従って利尿薬に変更すべきかについては経過を見て判断する．

c 脂質異常症

⑥アトルバスタチンは治療が必要であれば，アドヒアランスを改善するために朝に変更したり，アムロジピンとの合剤であるカデュエット®配合錠への変更を考えたりするが，本症例では内服不良でもLDL-Cが135 mg/dLであるので，一次予防としては処方なしで経過観察する．

d 逆流性食道炎

急性疾患の処方と慢性疾患の処方を明確に区別し，短期処方の薬を漫然と用いないことが重要である．例えば，上腹部不快感などで処方した胃炎の処方などはそのまま継続されることも多いが，軽快したら中止することを必ず考慮する．倦怠感や肩こり，神経痛などで処方されるビタミン剤や消炎鎮痛薬も，症状が安定したら減量して中止するように努める．本症例では，既往として逆流性食道炎があるので，④プロトンポンプ阻害薬（PPI）のランソプラゾールを30 mgから15 mgに減量して継続し，3回投与の⑤テプレノンを中止する．

e 肺炎，腰痛症

⑦カルボシステインとリマプロストは処方の理由が不明であるが，肺炎や腰痛症の際に処方され，そのまま継続されていた可能性がある．いずれも状態が安定しているので中止する．

f 認知症，頻尿，不眠症

⑦オキシブチニンは頻尿に対して処方されたと考えられるが，抗コリン作用があるため認知症を悪化させる可能性があるので中止して経過を見る．⑧エチゾラムなどのベンゾジアゼピン系薬剤も認知症の悪化と関連するので中止したいが，不眠の訴えで処方継続を望む患者も多いため，不眠時頓用とする．

睡眠薬や精神安定薬については，患者からの要望が強く減量や中止が難しいが，転倒の原因になることなどを説明して，生活習慣の改善により自然な睡眠を得られるように指導して薬剤を減量する．ラメルテオン（ロゼレム®）のよ

うな安全性の高い処方への変更も考慮する．

　本症例では認知機能が低下しているので，コリンエステラーゼ阻害薬としてドネペジル（アリセプト®）を開始する．リバスチグミン（リバスタッチ® パッチ，イクセロン® パッチ）を用いると内服薬を増やす必要がない．

● 整理後の処方例

①カルベジロール（アーチスト®）10 mg　　　1回1錠　1日1回朝食後
②テルミサルタン 40 mg/アムロジピン 5 mg（ミカムロ® 配合錠 AP）
　　　　　　　　　　　　　　　　　　　　　1回1錠　1日1回朝食後
③ランソプラゾール（タケプロン® OD）15 mg
　　　　　　　　　　　　　　　　　　　　　1回1錠　1日1回朝食後
（①～③は一包化）
④リバスチグミン（リバスタッチ® パッチ，イクセロン® パッチ）4.5 mg
　から開始　　　　　　　　　　　　　　　　　　　　　　1日1枚貼付
⑤エチゾラム（デパス®）0.5 mg　　　　　　　1回1錠　不眠時頓用

2 糖尿病・循環器・整形外科の処方整理を行った事例

症例　78歳，女性

● **来院までの経緯**　45歳時に健診で高血圧と2型糖尿病を指摘され，内服治療を開始した．70歳時に心房細動となり，ワルファリンを開始した．これまで近隣の総合病院の糖尿病内科，循環器内科，整形外科にそれぞれ通院していたが，転居に伴い当院老年病内科への通院を希望して来院した．

● **既往歴**　虫垂炎手術（25歳），左橈骨遠位端骨折（73歳）

● **来院時の身体所見と検査値**

　身体所見：意識清明，身長 153 cm，体重 52 kg，BMI 22.2，血圧 118/80 mmHg，脈拍 52/分・不整，ほかに特記すべき所見なし
　検尿：尿タンパク（±），尿糖（−），ケトン（−）
　血液生化学検査：Cr 1.0 mg/dL（eGFR 41.1 mL/分/1.73 m^2，CCr［Cockcroft-Gault］38 mL/分），Glu（随時）120 mg/dL，HbA1c 6.0%

心電図：心房細動（HR 54/分）
胸部X線：異常なし（CTR 48％）
心エコー：弁膜症（−），左房内血栓（−），左室壁運動良好（EF 55％）

● CGA
基本的ADL：Barthel index 100/100（良好）
手段的ADL：Lawton & Brody 8/8（良好）
認知機能：MMSE 28/30，HDS-R 28/30（認知症なし）
気分：異常なし

● その他
生活環境：マンションで夫と二人暮らし
介護保険：未申請

● 来院時処方
・糖尿病内科
①グリクラジド（グリミクロン® HA）20 mg　　1回1錠
　　　　　　　　　　　　　　　　　　　　　　1日1回朝食後
②ボグリボース（ベイスン®）0.3 mg　　　　　　1回1錠
　　　　　　　　　　　　　　　　　　　　　　1日3回毎食直前

・循環器内科
③ジゴキシン（ジゴシン®）0.25 mg　　　　　　1回1錠
　　　　　　　　　　　　　　　　　　　　　　1日1回朝食後
④ワルファリン（ワーファリン®）1 mg　　　　　1回2錠
　ブコローム（パラミヂン®）300 mg　　　　　　1回1カプセル
　　　　　　　　　　　　　　　　　　　　　　1日1回朝食後

・整形外科
⑤アレンドロン酸ナトリウム（ボナロン®）35 mg　1回1錠
　　　　　　　　　　　　　　　　　　　　　　週1回朝起床時
⑥エルデカルシトール（エディロール®）0.75 μg　1回1カプセル
　　　　　　　　　　　　　　　　　　　　　　1日1回朝食後

a 糖尿病

　糖尿病患者では，血糖が高い時期にはインスリン抵抗性が強く，経口血糖降下薬やインスリンの量も多くなるが，コントロールが良好になるにつれて処方量が著しく減ったり，不要になったりする場合もある．また，加齢や腎機能の低下により薬やインスリンの必要量が減少し，低血糖を起こしやすくなるので，常に処方の減量を心がける．

　強化インスリン療法を行ってきた患者についても，加齢に伴い指先の巧緻運動障害や認知症が進行し，頻回注射が困難となる場合が多い．内服のみに変更するか，家族による1日1回の持効型インスリン注射と内服の組み合わせ（basal supported oral therapy；BOT）などへ変更することを考える．

　本症例においては，長期にわたり処方①スルホニル尿素（SU）薬のグリクラジドを使用してきたと考えられるが，HbA1c 6.0%と血糖が下がりすぎており，潜在的に低血糖を起こしている可能性がある．SU薬は，高齢者や腎機能障害では遷延性低血糖のリスクが増大するので使用を控える．本症例でもeGFRの低下を認め，体重も考慮したCockcroft-Gaultの式ではCCr 38 mL/分となっている．②α-グルコシダーゼ阻害薬は高齢者では腸閉塞の誘因となる．本症例では虫垂炎手術の既往があり，食直前3回の内服が煩雑で低血糖時用ブドウ糖の携行も必要なので中止する．近年使用が増えているビグアナイド薬も，高齢者や腎障害例では乳酸アシドーシスのリスクが高いので使用しない．ここでは低血糖のリスクの少ないDPP-4阻害薬の単独投与に変更した．シタグリプチン（ジャヌビア®，グラクティブ®）であれば腎機能を考慮して半量の25 mg，胆汁排泄型のリナグリプチン（トラゼンタ®）であれば常用量の5 mgで開始する．

b 非弁膜症性心房細動

　非弁膜症性心房細動について，血栓塞栓症予防のために④ワルファリンを投与されているが，ブコロームと併用になっており，コントロールが難しくワルファリンの必要量が多かったことが推察される．納豆などの食事にも影響されない1日1回の新規経口抗凝固薬（novel oral anticoagulants；NOAC）へ変更する．高齢者であり，CCr 38 mL/分なのでリバーロキサバン（イグザレルト®）であれば10 mgを投与する（常用量15 mg）．

　③ジゴキシンは脈拍数コントロール目的で投与されていると考えられるが，高齢者や腎機能低下例では徐脈やジゴキシン中毒になりやすい．本症例でも

HR 54/分と徐脈傾向なので，ジゴキシン薬物血中濃度の測定も必要だが，投与量を 0.125 mg へ減量して経過をみる．

c 骨粗鬆症

橈骨遠位端骨折の既往があり，⑤ビスホスホネート製剤の適応となるが，週1回の内服に替えて 4 週に 1 回の点滴静注に変更してもよい．⑥活性型ビタミン D_3 製剤は副作用として高カルシウム血症があり，ジギタリス製剤の効果を増強することがあるので中止する．

● **整理後の処方例**

①シタグリプチン（ジャヌビア®，グラクティブ®）25 mg
　〔または リナグリプチン（トラゼンタ®）5 mg〕　1 回 1 錠
　　　　　　　　　　　　　　　　　　　　　　　　　1 日 1 回朝食後
②ジゴキシン（ハーフジゴキシン®）0.125 mg　1 回 1 錠
　　　　　　　　　　　　　　　　　　　　　　　1 日 1 回朝食後
③リバーロキサバン（イグザレルト®）10 mg　1 回 1 錠
　　　　　　　　　　　　　　　　　　　　　　　1 日 1 回朝食後
（①〜③は一包化）

外来点滴：
④アレンドロン酸ナトリウム（ボナロン®）　900 µg/100 mL
　　　　　　　　　　　　　　　　　　　　　　　点滴静注　4 週に 1 回

3 15 種類の薬剤を半分以下に処方整理した事例

症例 84 歳，女性

● **来院までの経緯**　高血圧にて近医通院中であったが，10 日前よりめまい，ふらつき，頭重感があり，家庭血圧が収縮期で 200 mmHg を超えるために当院を初診し，精査加療目的で入院となった．

● **既往歴**　胞状奇胎（32 歳），脂肪肝（69 歳），逆流性食道炎・ヘリコバクターピロリ菌除菌（77 歳），急性膵炎（77 歳），変形性関節症（81 歳），特発性血小板減少性紫斑病（82 歳），白内障（82 歳），膀胱炎（82 歳）

来院時の身体所見と検査値

身体所見：意識清明，血圧 182/94 mmHg，脈拍 84/分・整，他に特記すべき所見なし
検尿：異常なし
血液生化学検査：Cr 0.76 mg/dL（eGFR 54.3 mL/分/1.73 m^2），Glu 97 mg/dL，HbA1c 6.2%
心電図：異常なし
胸部 X 線：心拡大あり（CTR 55.8%）

CGA

基本的 ADL：Barthel index 100/100（良好）
手段的 ADL：Lawton & Brody 8/8（良好）
認知機能：MMSE 28/30，HDS-R 27/30（認知症なし）
気分：高齢者うつスケール（GDS）4/15（抑うつ傾向なし），vitality index 10/10（意欲あり）

その他

生活環境：難聴の夫と二人暮らし（一戸建て住宅），娘が都内に住んでいる．
介護保険：未申請

来院時処方

①イルベサルタン（イルベタン®）100 mg　　1回1錠
　　　　　　　　　　　　　　　　　　　　1日1回朝食後

②ニフェジピン徐放剤（アダラート® CR）20 mg　1回1錠
　　　　　　　　　　　　　　　　　　　　1日1回朝食後

③カルベジロール（アーチスト®）10 mg　　1回1錠
　　　　　　　　　　　　　　　　　　　　1日1回朝食後

④エルトロンボパグオラミン（レボレード®）12.5 mg　1回2錠
　　　　　　　　　　　　　　　　　　　　1日1回起床時

⑤オメプラゾール（オメプラール®）20 mg　1回1錠
　　　　　　　　　　　　　　　　　　　　1日1回就寝前

⑥スルピリド（ドグマチール®）50 mg　　　1回1カプセル
　　　　　　　　　　　　　　　　　　　　1日1回夕食後

⑦ベリチーム® 配合顆粒 1 g　　　　　　　1 回 1 包
　　　　　　　　　　　　　　　　　　　1 日 3 回毎食後
⑧アスコルビン酸（シナール® 配合錠）200 mg　1 回 1 錠
　　　　　　　　　　　　　　　　　　　1 日 3 回毎食後
⑨イミダフェナシン（ウリトス®）0.1 mg　　1 回 1 錠
　　　　　　　　　　　　　　　　　　　1 日 2 回朝夕食後
⑩ツムラ猪苓湯エキス顆粒 2.5 g　　　　　　1 回 1 包
　　　　　　　　　　　　　　　　　　　1 日 3 回食間
⑪酸化マグネシウム 0.67 g　　　　　　　　1 回 1 包
　　　　　　　　　　　　　　　　　　　1 日 1 回就寝前
⑫ブロチゾラム（レンドルミン® D）0.25 mg　1 回 1 錠
　　　　　　　　　　　　　　　　　　　1 日 1 回就寝前
⑬ベクロメタゾンプロピオン酸エステル（プロパデルム®）軟膏 0.025%
　　　　　　　　　　　　　　　　　　　5 g
⑭ヘパリン類似物質（ヒルドイド® ソフト）軟膏 0.3% ＋
　プレドニゾロン吉草酸エステル酢酸エステル（リドメックス®）軟膏 0.3%
　　　　　　　　　　　　　　　　　　　1：1 mix
⑮ケトプロフェン（モーラス®）テープ 20 mg 7 枚/袋

a 高血圧

　5 月 10 日以降，収縮期血圧 200 mmHg を超える高血圧が持続しているとのことで，入院時血圧も 180/94 mmHg であったが，減塩食 6 g にて徐々に血圧は低下した．降圧薬内服中の採血ではあったが，レニン・アルドステロンなどのホルモン系に異常を認めなかった．難聴の夫の介護によるストレスや，塩分過多の食事が影響していたほか，持参薬で③カルベジロールの多量の残薬が多くアドヒアランス不良であった．降圧薬は合剤に変更してイルベサルタン 100 mg/アムロジピン 5 mg 配合錠（アイミクス® 配合錠 LD）1 錠に減量して経過をみる．アイミクス® はアムロジピン 10 mg の剤形（アイミクス® 配合錠 HD）があるため，血圧上昇時にも対応可能である．それでも血圧上昇があれば塩分感受性高血圧と考えて，少量のサイアザイド系利尿薬としてトリクロルメチア

ジド（フルイトラン®）1 mg などを追加する．

b 特発性血小板減少性紫斑病

④エルトロンボパグオラミン（レボレード®）内服にて安定しているため内服を継続する．

c 逆流性食道炎

症状が安定しているので⑤オメプラゾールのみ継続し，⑥スルピリド，⑦ベリチーム®，⑧アスコルビン酸は中止とする．また朝1回の内服にまとめる．

d 過活動膀胱

近医より膀胱炎に対して⑨イミダフェナシンと⑩猪苓湯を処方されていた．尿所見に異常はなく，漢方は飲みにくいとのことで残薬もあった．夜間に頻尿はなかったので，⑨イミダフェナシン朝1錠のみにて経過観察する．

e 便秘症

⑪酸化マグネシウム 0.67 g を使用していたが，便秘は落ち着いていたため中止する．便秘が再発すればセンノシド（アローゼン®やプルゼニド®など）に変更しても良い．酸化マグネシウムを再開する場合はマグラックス®などの錠剤への変更を考慮し，まれに高マグネシウム血症を起こすため，長期投与では定期的に血清マグネシウム値を測定する．

f 不眠症

不眠時頓用とし，不必要に長期投与しないように指導する．

g 皮脂欠乏性湿疹

近医皮膚科のほか，内科医院でも種々のステロイドなどの軟膏を処方されていたが，皮膚科で処方されたステロイドとヒルドイド®のミックス製剤などの力価が弱く量が多いものが使いやすいので，これを主に用いる．

● 整理後の処方例

①エルトロンボパグオラミン（レボレード®）12.5 mg　1回2錠
　　　　　　　　　　　　　　　　　　　　　　　　1日1回起床時
②イルベサルタン 100 mg/アムロジピン 5 mg 配合錠
　（アイミクス®配合錠 LD）　　　　　　　　　　1回1錠
　　　　　　　　　　　　　　　　　　　　　　　　1日1回朝食後

③オメプラゾール（オメプラール®）20 mg　　　1 回 1 錠
　　　　　　　　　　　　　　　　　　　　　　1 日 1 回朝食後
④イミダフェナシン（ウリトス®）0.1 mg　　　1 回 1 錠
　　　　　　　　　　　　　　　　　　　　　　1 日 1 回朝食後
（②〜④は一包化）
⑤ブロチゾラム（レンドルミン® D）0.25 mg　　1 回 1 錠
　　　　　　　　　　　　　　　　　　　　　　1 日 1 回不眠時頓用
⑥ヘパリン類似物質（ヒルドイドソフト®）軟膏 0.3% ＋
　プレドニゾロン吉草酸エステル酢酸エステル（リドメックス®）軟膏 0.3%
　　　　　　　　　　　　　　　　　　　　　　　　　　　1：1 mix

4　24 種類の薬剤の処方整理を行った事例

症例　75 歳，女性

●**来院までの経緯**　45 歳より高血圧，50 歳より 2 型糖尿病を指摘され，当科外来に通院中であった．宅配食を利用し，グリメピリド 1.5 mg，シタグリプチン 12.5 mg，メトホルミン 250 mg の内服にて HbA1c 7.5% 前後で安定していたが，味が合わないとのことで 4 ヵ月前に宅配食を中止したところ，次第に HbA1c が 9% 台まで上昇し，コントロール良好だった血圧も 160/90 mmHg 前後に上昇した．1 ヵ月前から労作時の呼吸困難，下腿浮腫が増強し，3 日前から起座呼吸となったため入院となった．

●**既往歴**　線維筋痛症（53 歳），甲状腺機能低下症（橋本病；60 歳），気管支拡張症（60 歳），腰椎脊柱管狭窄症手術（74 歳）

●**来院時の身体所見と検査値**

身体所見：意識清明，身長 149 cm，体重 66.3 kg，BMI 29.9，血圧 158/92 mmHg，脈拍 64/分・整，胸部：心音　S3（＋），両下肺に course crackles あり，両下腿浮腫を認める，両下肢振動覚の軽度低下あり

血液生化学検査：Cr 1.59 mg/dL（eGFR 25.0 mL/分/1.73 m^2），HDL-C 38 mg/dL，LDL-C 148 mg/dL，TG 184 mg/dL，Glu 335 mg/dL，HbA1c 10.1%

心電図：左室肥大，心筋虚血

胸部X線：心拡大（CTR 54.8％），軽度肺うっ血

● CGA

基本的ADL：Barthel index 100/100（良好）

手段的ADL：Lawton & Brody 7/8（良好）

一人では外出しない．掃除・洗濯は夫がしている．
転倒のリスクあり．

認知機能：MMSE 21/30，HDS-R 20/30（認知症あり）

気分：高齢者うつスケール（GDS）2/15（うつ傾向なし），vitality index 8/10（意欲あり）

● その他

生活環境：夫と同居．次男夫婦，孫と二世帯住宅に住んでいる．

介護保険：要支援2

● 来院時処方

①グリメピリド（アマリール®）1.5 mg　　　1回1錠
　　　　　　　　　　　　　　　　　　　　1日1回朝食後

②リナグリプチン（トラゼンタ®）5 mg　　　1回1錠
　　　　　　　　　　　　　　　　　　　　1日1回朝食後

③メトホルミン（メデット®）250 mg　　　　1回1錠
　　　　　　　　　　　　　　　　　　　　1日2回朝夕食後

④バルサルタン（ディオバン®）40 mg　　　 1回1錠
　　　　　　　　　　　　　　　　　　　　1日2回朝夕食後

⑤シルニジピン（アテレック®）5 mg　　　　1回1錠
　　　　　　　　　　　　　　　　　　　　1日1回朝食後

⑥カルベジロール（アーチスト®）1.25 mg　　1回1錠
　　　　　　　　　　　　　　　　　　　　1日1回朝食後

⑦フロセミド（ラシックス®）10 mg　　　　　1回1錠
　　　　　　　　　　　　　　　　　　　　1日1回朝食後

⑧トリクロルメチアジド（フルイトラン®）1 mg　1回1錠
　　　　　　　　　　　　　　　　　　　　1日1回朝食後

⑨ロスバスタチン（クレストール®）2.5 mg　　1回1錠
　　　　　　　　　　　　　　　　　　　　　1日1回夕食後
⑩エゼチミブ（ゼチーア®）10 mg　　　　　　1回1錠
　　　　　　　　　　　　　　　　　　　　　1日1回夕食後
⑪アロプリノール（ザイロリック®）100 mg　　1回1錠
　　　　　　　　　　　　　　　　　　　　　1日1回朝食後
⑫ガランタミン（レミニール® OD）4 mg　　　1回1錠
　　　　　　　　　　　　　　　　　　　　　1日1回朝食後
⑬メマンチン（メマリー®）5 mg　　　　　　　1回1錠
　　　　　　　　　　　　　　　　　　　　　1日1回朝食後
⑭レボチロキシン（T4；チラーヂン® S）50 μg　1回1錠
　　　　　　　　　　　　　　　　　　　　　1日1回朝食後
⑮クラリスロマイシン（クラリス®）200 mg　　1回1錠
　　　　　　　　　　　　　　　　　　　　　1日1回朝食後
⑯フドステイン（クリアナール®）200 mg　　　1回2錠
　　　　　　　　　　　　　　　　　　　　　1日3回毎食後
⑰デキストロメトルファン臭化水素酸塩水和物（メジコン®）15 mg
　　　　　　　　　　　　　　　　　　　　　1回1錠
　　　　　　　　　　　　　　　　　　　　　1日3回毎食後
⑱アレンドロン酸ナトリウム（ボナロン®）35 mg　1回1錠　週1回
　朝起床時に水約180 mLと共に服用，服用後少なくとも30分は横にならず，
　飲食（水を除く）ならびに他薬の経口摂取を避ける
⑲センノシド（プルゼニド®）12 mg　　　　　1回2錠
　　　　　　　　　　　　　　　　　　　　　1日1回就寝前
⑳ピコスルファート（ラキソベロン®）内用液 0.75%　1回10滴
　　　　　　　　　　　　　　　　　　　　　1日1回就寝前
㉑ラベプラゾール（パリエット®）10 mg　　　1回1錠
　　　　　　　　　　　　　　　　　　　　　1日1回朝食後
㉒プレガバリン（リリカ®）カプセル 75 mg　　1回1錠
　　　　　　　　　　　　　　　　　　　　　1日1回朝食後

㉓ゾルピデム（マイスリー®）10 mg　　　　　1回1錠
　　　　　　　　　　　　　　　　　　　　　1日1回就寝前
㉔クアゼパム（ドラール®）15 mg　　　　　　1回0.5錠
　　　　　　　　　　　　　　　　　　　　　1日1回就寝前

a 2型糖尿病

　食事摂取過多と高度肥満があり，宅配食の中止に伴う血糖コントロールの悪化がみられた．入院中はインスリンを使って糖毒性の解除を行う．高齢である上に腎機能が悪化しているため③メトホルミンは中止する．退院後は再度，宅配食を利用してもらうように指導し，さらに間食などの食欲コントロールを目指して DPP-4 阻害薬のリナグリプチンを GLP-1 受容体作動薬のエキセナチド（ビデュリオン®）1 mg の週1回皮下注に変更する．注射は必ず家族の見守りのもとで行う．低血糖の危険性を考慮して①グリメピリドも中止する．認知機能低下があるので HbA1c 8％前後を目標とする．

b 高血圧・心不全

　精査の結果から虚血性心疾患は否定的であり，高血圧性心疾患と腎機能低下による心不全と診断された．心不全を重視すると β 遮断薬やアンジオテンシン変換酵素阻害薬の使用も考慮されるが，薬剤数が多いために血圧コントロールを重視し，カルシウム受容体拮抗薬とアンジオテンシン受容体拮抗薬の合剤であるアテディオ®（バルサルタン 80 mg，シルニジピン 10 mg 配合）1 錠のみ継続とする．痛風もあるため⑧サイアザイド系利尿薬も中止する．

c 痛風

　⑪アロプリノールは，腎機能低下例では代謝産物のオキシプリノールが血中に蓄積して副作用が重篤化する場合があるので，フェブキソスタット（フェブリク®）に変更する．

d 認知症

　近医にて⑫ガランタミンと⑬メマンチンの2剤投与であったが，1剤にて経過観察する．家族がいるのでリバスチグミン（イクセロン®，リバスタッチ®）の貼付剤を使用して，内服薬剤を整理する．

e 気管支拡張症

⑮クラリスロマイシンと⑯フドステインは1日1回に減量して継続し，咳嗽は軽快していたので⑰デキストロメトルファンは中止する．

f 線維筋痛症

軽快していたので，㉒プレガバリンと㉑ラベプラゾールは中止して経過を観察する．

g 骨粗鬆症

認知症があるため，⑱アレンドロン酸ナトリウムの内服を週1回空腹時に行い，その後30分座位を保持することが難しいので，月1回の外来点滴投与に変更する．

● 整理後の処方例

①バルサルタン80 mg/シルニジピン10 mg配合錠（アテディオ®）
　　　　　　　　　　　　　　　　　　　　　　　　　1回1錠
　　　　　　　　　　　　　　　　　　　　　　　　　1日1回朝食後

②フロセミド（ラシックス®）10 mg　　　　　　　　1回1錠
　　　　　　　　　　　　　　　　　　　　　　　　　1日1回朝食後

③ロスバスタチン（クレストール®）2.5 mg　　　　　1回1錠
　　　　　　　　　　　　　　　　　　　　　　　　　1日1回朝食後

④フェブキソスタット（フェブリク®）10 mg　　　　1回1錠
　　　　　　　　　　　　　　　　　　　　　　　　　1日1回朝食後

⑤レボチロキシン（T；チラーヂン® S）50 μg　　　　1回1錠
　　　　　　　　　　　　　　　　　　　　　　　　　1日1回朝食後

⑥クラリスロマイシン（クラリス®）200 mg　　　　 1回1錠
　　　　　　　　　　　　　　　　　　　　　　　　　1日1回朝食後

⑦フドステイン（クリアナール®）200 mg　　　　　 1回1錠
　　　　　　　　　　　　　　　　　　　　　　　　　1日1回朝食後

（①〜⑦は一包化）

⑧センノシド（プルゼニド®）12 mg　　　　　　　　1回2錠　便秘時頓用

⑨ゾルピデム（マイスリー®）10 mg　　　　　　　　1回1錠　不眠時頓用

⑩リバスチグミン（イクセロン®，リバスタッチ®）パッチ 4.5 mg
　（4 週ごとに 4.5 mg ずつ 18 mg まで増量）　　　　　　　1 日 1 回
　背部，上腕部，胸部いずれかに貼付，24 時間ごとに張り替える
⑪エキセナチド（ビデュリオン®）皮下注用 2 mg　　　週 1 回皮下注
⑫アレンドロン酸ナトリウム（ボナロン®）点滴静注バッグ 900 μg100mL
　　　　　　　　　　　　　　　　　　　　　　　　1 回 900 μg
　　　　　　　　　　　　　　　　　　　　　　月 1 回点滴静注

5 腎機能低下における処方整理事例

症例 90 歳，男性

● **現病歴** 心不全・腎不全のため軽度の下腿浮腫は以前から認めていたが，1 週間前より発赤と疼痛を伴うようになり蜂窩織炎の診断で入院となった．

● **既往歴** 高血圧（50 歳頃），大動脈弁閉鎖不全症（75 歳），慢性腎不全（75 歳），類天疱瘡（78 歳），高尿酸血症（82 歳），深部静脈血栓症（86 歳），発作性上室性頻拍（87 歳），耐糖能障害（90 歳）

● **来院時の身体所見と検査値**

身体所見：意識清明，身長 148.5 cm，体重 57.1 kg，BMI 25.9，血圧 142/88 mmHg，脈拍 72/分・整，胸部：心音 Levine 2 度の拡張期灌水様雑音（3LSB），肺音：異常なし

血液生化学検査：TP 5.8 g/dL，Alb 2.7 g/dL，BUN 39 mg/dL，Cr 1.48 mg/dL（eGFR 34.7 mL/分/1.73 m^2），HDL-C 40 mg/dL，LDL-C 158 mg/dL，TG 168 mg/dL，Glu 95 mg/dL，HbA1c 6.8%

心電図：左室肥大，心筋虚血

胸部 X 線：軽度心拡大（CTR 54.8%）

簡易 SAS モニター：AHI 43.5/hr（重症 SAS 疑い）

● **CGA**

基本的 ADL：Barthel index 100/100（良好）

手段的 ADL：Lawton & Brody 8/8（良好）

認知機能：MMSE 28/30，HDS-R 28/30（認知症なし）

気分：高齢者うつスケール（GDS）3/15（抑うつ傾向なし），vitality index 8/10（意欲あり）

● **その他**　難聴あり．

生活環境：妻と死別後，一戸建てに独居．隣県に姪がいる．

介護保険：要支援2

● **入院時処方**

①炭素（クレメジン®）細粒分包 2g　　　　　　　1回1包
　　　　　　　　　　　　　　　　　　　　　　　1日3回毎食後

②セフカペン ピボキシル（フロモックス®）100 mg　1回1錠
　　　　　　　　　　　　　　　　　　　　　　　1日2回朝夕食後

③アセトアミノフェン（カロナール®）200 mg　　　1回1錠
　　　　　　　　　　　　　　　　　　　　　　　1日1回朝食後

④アムロジピンベシル酸塩（アムロジン®）5 mg　　1回1錠
　　　　　　　　　　　　　　　　　　　　　　　1日1回朝食後

⑤ビソプロロール（メインテート®）5 mg　　　　　1回1錠
　　　　　　　　　　　　　　　　　　　　　　　1日1回朝食後

⑥ドキサゾシン（カルデナリン®）1 mg　　　　　　1回1錠
　　　　　　　　　　　　　　　　　　　　　　　1日1回朝食後

⑦トリクロルメチアジド（フルイトラン®）1 mg　　1回1錠
　　　　　　　　　　　　　　　　　　　　　　　1日1回朝食後

⑧フロセミド（ラシックス®）20 mg　　　　　　　1回1錠
　　　　　　　　　　　　　　　　　　　　　　　1日1回朝食後

⑨アロプリノール（アロシトール®）100 mg　　　　1回1錠
　　　　　　　　　　　　　　　　　　　　　　　1日1回朝食後

⑩アトルバスタチン（リピトール®）5 mg　　　　　1回1錠
　　　　　　　　　　　　　　　　　　　　　　　1日1回夕食後

⑪ワルファリン（ワーファリン®）1 mg　　　　　　1回1.5錠
　　　　　　　　　　　　　　　　　　　　　　　1日1回朝食後

⑫ツムラ桂枝茯苓丸エキス顆粒 2.5 g　　　　　　　1回1包
　　　　　　　　　　　　　　　　　　　　　　　1日2回食間

⑬トコフェロールニコチン酸エステル（ユベラN®）ソフトカプセル 200 mg
1回1カプセル
1日2回朝夕食後
⑭チアミン塩化物塩酸塩 25 m/ピリドキシン塩酸塩 25 mg/シアノコバラミン 250 µg（ビタメジン®）配合カプセル B25　　1回1カプセル
1日2回朝夕食後

a 蜂窩織炎

経口の②セフカペン ピボキシルから入院後に点滴薬に変更し，また利尿薬の静脈注射にて下腿浮腫も軽減した．症状軽快とともに疼痛も消失したため，③アセトアミノフェンは中止する．

b 慢性腎不全

ご本人の希望により透析療法は行わない方針で，腎機能悪化に対して①炭素（クレメジン®）を内服中であり，このまま継続する．

c 高血圧・心不全・脂質異常症・発作性上室性頻拍

降圧薬としてアムロジピン 5 mg と脂質異常症に対して⑩アトルバスタチン 5 mg を内服中なので，カデュエット®配合錠3番（アムロジピン 5 mg/アトルバスタチン 5 mg 配合錠）に変更する．入院時 LDL-C 158 mg/dL と高値であったが，アトルバスタチンがきちんと内服されていなかった可能性もあるため配合錠3番で開始し，その後も LDL-C 高値が続けば配合錠4番（アトルバスタチン 10 mg）に変更しても良い．⑥ドキサゾシンは起立性低血圧が多いため中止する．降圧不十分なら腎保護も考慮して ARB を開始してもよい．年齢も考慮してアトルバスタチン不要と考えれば，ARB とカルシウム受容体拮抗薬の合剤を使うこともできる．⑤ビソプロロールは発作性上室性頻拍に対して開始されており，発作が抑えられているため継続する．徐脈傾向や心不全の悪化があれば，カルベジロール（アーチスト®）などの弱めの薬剤へ変更する．⑧フロセミドにて利尿をコントロールすることとし，高尿酸血症もあるため⑦トリクロルメチアジドは中止する．

d 高尿酸血症

腎機能低下があるため，⑨アロプリノールはフェブキソスタット（フェブリ

ク®)に変更する．高血圧に対して ARB としてロサルタンカリウム（ニューロタン®）を使用すると尿酸排泄作用があるので，フェブキソスタットの投与を中止できる可能性がある．

e 深部静脈血栓症

⑪ワルファリン使用中であり，そのまま継続する．

f 睡眠時無呼吸症候群（SAS）

簡易 SAS モニターにて重症 SAS が疑われたが，ご本人が治療を望まなかったため，そのまま経過観察とする．

g 漢方・ビタミン剤

処方が必須と考えられないため，中止して経過をみる．

● 整理後の処方例

①炭素（クレメジン®）細粒分包 2 g　　　1回1包　1日3回毎食後
②アムロジピン 5 mg/アトルバスタチン 5 mg 配合錠 3 番
　　　　　　　　　　　　　　　　　　　1回1錠　1日1回朝食後
③ビソプロロール（メインテート®）5 mg　1回1錠　1日1回朝食後
④フロセミド（ラシックス®）20 mg　　　1回1錠　1日1回朝食後
⑤フェブキソスタット（フェブリク®）10 mg　1回1錠　1日1回朝食後
⑥ワルファリン（ワーファリン®）1 mg　　1回1.5錠　1日1回朝食後
（②〜⑥は一包化）

処方整理の際に「処方を減らしてもらいたい」と思う患者の場合には問題は起こりにくいが，睡眠薬や鎮痛薬などについては「念のために薬を欲しい」と思う患者が多く，処方の中止が難しい．処方変更の際に十分に患者および家族や介護者に説明をして理解してもらわないと，誤って残薬の古い処方を合わせて内服するような事故が起こりやすい．古い処方薬は廃棄してもらい，保険薬局や他の処方医とも連携して，処方の誤りがないようにする．一見不要と思われる処方が大きな影響を与える場合もあるので，処方変更後は患者の状態に十分に注意を払い，症状の変化にきちんと対応することが重要である．

ここがポイント！

- 高齢者のポリファーマシーにはさまざまな弊害があるので，常に処方整理を心がける．
- お薬手帳を活用して全ての処方を把握し，他の処方医と連携を取りながら処方を整理する．
- 介護保険主治医や入院主治医などを担当する際に処方整理を行う．
- 予防薬や対症療法薬から見直し，生活習慣の改善などの非薬物療法も取り入れる．
- 有用性と比較して重篤な有害作用のあるものや有害作用の頻度の高いものを中止する．
- 合剤や貼付剤を利用して内服数を減らし，一包化して朝1回などの簡便な内服法にする．
- 週1回の自己注射剤，月1回の外来点滴などの併用も考慮する．
- 処方整理後に患者が服薬を間違えないように指導し，症状の変化に十分に注意する．

参考文献

1) 日本老年医学会 編：高齢者の安全な薬物療法ガイドライン2015, p26, メジカルビュー社, 2015.
2) 日本老年医学会 編：健康長寿診療ハンドブック, p107, メジカルビュー社, 2011.
3) 日本老年医学会 編：老年医学系統講義テキスト, p169, 西村書店, 2013.

（金子英司）

_第 3 章_

個々の疾患に対する処方整理の考え方

1 虚血性心疾患

　虚血性心疾患とは，狭心症や心筋梗塞を包括した疾患名である．わが国は，他の欧米先進国と比較しても，人口当たりの虚血性心疾患発症率はおおむね低めで推移している．しかし，本疾患の発症率が加齢とともに上昇することを考慮すると，しばらくの間，高齢者数が増加し続けるわが国では，本疾患の罹患者数は維持されるものと予測される．

　さて，わが国のガイドラインに則った心筋梗塞患者に対する標準医療では，少なくとも抗血小板薬，β遮断薬，アンジオテンシン変換酵素（ACE）阻害薬/アンジオテンシンⅡ受容体拮抗薬（ARB），HMG-CoA還元酵素阻害薬（スタチン）を，発症後早期から積極的に導入することが推奨されている．しかしその一方で，高齢者では薬剤の相互作用や副作用といった有害事象が，投与薬剤数の増加に伴って増えることが明らかとされている．したがって，普遍的に加齢とともに罹患疾患数と内服薬数が増加する以上，標準医療において多剤併用が推奨される心筋梗塞後の高齢患者の多くが，重症度や頻度の差こそあれ，薬剤による有害事象を経験しているものと予測される．

　一般に，虚血性心疾患に対する標準医療において推奨される治療薬の中断により，狭心症，心筋梗塞，心不全などの，生存を脅かす心イベント出現の危険性は上昇し得る．その一方で，標準医療において推奨される治療薬の多くは，患者の血行動態に影響を与え，倦怠感や無気力，時には起立性低血圧や意識消失発作を惹起し，患者のADLやQOLを著しく低下させ得る．したがって虚血性心疾患患者に対する薬剤整理の原則は，標準医療の意義や重要性を十分に理解しつつ，個々の患者の病態と自覚症状に応じて薬剤の取捨選別を進めることにある．

　このような背景から，ここでは高齢者の虚血性心疾患に焦点を当て，多剤併用患者の処方整理の考え方について述べる．

処方整理の考え方

症例 起立性低血圧により意識消失発作を来した,心筋梗塞治療後の76歳,男性

● **来院までの経緯** 陳旧性心筋梗塞（前壁中隔梗塞後，左室駆出率は56.3％と軽度の心機能低下），糖尿病，脂質異常症，前立腺肥大，パーキンソン病にて当施設の循環器科，内分泌内科，泌尿器科，神経内科へ10年来通院していた．経過中のX年5月に，労作性狭心症に対して薬剤溶出型ステントを留置，他には処置の必要な狭窄病変は存在しないことを確認した．X+4年7月下旬より立ちくらみが時折出現していたが，8月某日，立ち上がった直後に突然意識を消失，臥床により回復したとの主訴で，ご家族と共に来院された．

● **受診時** 前後の経過より起立性低血圧に基づく一過性脳虚血が疑われたため，起立テストを施行した．臥床時の血圧106/64 mmHgが立位時には74/48 mmHgと著しい低下を認めたため，起立性低血圧による意識消失と診断が確定した．なお本症例では，各科処方の薬剤数は合わせて十数種類で，一部に起立性低血圧の出現を助長する薬剤も認められたため，入院後に処方整理を実施した．

　加齢とともに患者の抱える疾患数は増加する．本症例も当初は心筋梗塞と脂質異常症に対する治療のための通院であったが，加齢とともに疾患数は増え，入院前には5つの疾患に対して投薬治療を受けていた．本症例の循環器領域における処方薬に関して詳述する．本患者では心筋梗塞後の心血管イベント（致死性心筋梗塞，心臓突然死，心不全死，非致死性心筋梗塞，薬剤抵抗性狭心症，心不全入院，脳卒中）の発生に対する二次予防を目的として，抗血小板薬2剤，β遮断薬，ACE阻害薬，スタチン，EPA製剤が処方されていた．また，抗血小板薬内服による消化性潰瘍の予防目的にてPPIも処方されており，循環器単科で7剤が継続投与されていた．

　一方，本症例で出現した起立性低血圧は，パーキンソン病による自律神経症状の一つで，パーキンソン病が本症状出現の主因となったと考えられる．しかし，脱水傾向になりがちな夏場であったこと，そして心筋梗塞後の心血管イベ

ントに対する二次予防を目的として処方されていたβ遮断薬，ACE阻害薬，さらに前立腺肥大に対するα遮断薬など，起立性低血圧を誘発し得る薬剤を多数内服していたこともまた，本症状の悪化に少なからず寄与したものと考えられた．このような背景から本症例では，心筋梗塞後の患者に対する一般的な標準医療から，高齢患者個々の特性に配慮した医療（オーダーメイド医療）への質的変換が必要であると判断し，入院下に処方整理を施行した．

　本症例における処方整理を進めるに当たり，Patient-Oriented Medicationという考え方を参考とした．これは，医療者側の目線ではなく，患者側の目線でそれぞれの薬剤内服の意義を評価し直し，薬剤の相対的価値や優先順位を再考するという考え方である．詳細は他項（p195 表4-2）をご参照いただきたいが，端的に述べると，救命，苦痛除去，生活の質的向上を達成するのに必要な薬剤を優先するという考え方である．この考え方に基づいて，本症例の最重要課題である起立性低血圧を改善するべく，β遮断薬とACE阻害薬の2剤の服用を中止することを決定した．安静時血圧が低いこともあってACE阻害薬は入院翌日より中止することが可能であったが，β遮断薬は突然の中断によってリバウンド現象が生じるおそれがあったため，段階的に数週間かけての減量の後に中止した．他方，投薬数増加に依存して有害事象も増加するという事実を鑑み，心筋梗塞後の二次予防目的にて継続的に処方していたスタチンとEPA製剤についても，心筋梗塞後の二次予防効果がより高いスタチンのみを継続した処方へと変更した．また本症例では，パーキンソン病の進行によって今後の転倒リスク・受傷リスクが著しく高まるものと予想されたため，低用量アスピリンとチエノピリジン系抗血小板薬による抗血小板薬の2剤併用療法（次項の症例参照）から低用量アスピリン単独療法へと変更した．なお，起立性低血圧悪化の主因の一つと考えられたα遮断薬を入院後にいったん中止したものの，患者からの頻尿に関する訴えが頻繁となったため，患者QOLを考慮して最終的には再開した．このような処方整理と生活指導により，起立性低血圧の改善と処方薬剤数削減を同時に進め得た．

薬剤最小化の限界

症例 冠動脈内ステント留置術後早期の 77 歳, 男性

● **来院までの経緯** 以前より高血圧, 脂質異常症にて, かかりつけ医で継続的に投薬治療を受けていた. X 年 1 月ごろより労作時の左前胸部絞扼感を自覚するようになったため, かかりつけ医を受診し, 労作性狭心症と診断され当施設へ紹介された.

● **初診時** 当施設にて, 直ちに冠動脈造影検査を実施し, 左冠動脈中位部の高度狭窄 (非複雑) 病変が確認されたため, 同日より 2 種類の抗血小板薬 (低用量アスピリン, チエノピリジン系抗血小板薬;クロピドグレル) を追加, 2 日後に待機的な経皮的冠動脈形成術を施行し, 病変部へ薬剤溶出型ステント (drug-eluting stent;DES) を留置した.

● **その後の経過** 処置後は自覚症状もなかったため, かかりつけ医へ紹介し, 以後定期的に同医院へ通院・投薬治療を受けていた. しかし X+1 年 5 月に一過性心房細動発作が出現したとのことで, 再びかかりつけ医より当施設へ紹介された.

● **再診時** 投薬内容を確認した際, 当施設にて追加した 2 種類の抗血小板薬はそのまま継続されていたものの, 抗凝固療法は導入されていなかった.

労作性狭心症に対する治療として, DES が冠動脈に留置された症例である. 冠動脈内ステント留置早期の患者では, ステント内血栓症の発症予防を目的として, 抗血小板薬 2 剤 (低用量アスピリンとチエノピリジン系抗血小板薬) による併用療法 (dual antiplatelet therapy;DAPT) の導入と継続は必須である. これは以下の理由による. 留置直後のステントは, 抗血栓作用を有する血管内皮細胞では覆われておらず, 血管内腔にむき出しのまま存在する. そのため, 生体にとって異物であるステント上で凝固カスケードが進行して, ステント内血栓形成・急性冠閉塞を起こす危険性が著しく高く, 単独の抗血小板薬では血栓形成予防としての効果が不十分なためである. ステント留置遠隔期には, ステントは血管内皮細胞によっておおむね覆われるため, ステント内血栓の形成確率は著しく低下するものの, ステントの種類〔従来型ベアメタルステ

表3-1 ステントの種類によるDAPTの必要期間

処置内容	DAPTの必要期間
従来型ベアメタルステント（BMS）留置例	1ヵ月間
薬剤溶出型ステント（DES）留置例	12ヵ月以上
処置内容を問わず急性冠症候群	1年間
ワルファリン併用例	1～6ヵ月間

基本的にこの期間を過ぎれば，アスピリン単独療法への変更は受容されている．なお，近年DAPT期間の延長とともに，重篤な出血性合併症の発現率が有意に増加すること[3]が明らかとなり，今後わが国のガイドラインに反映され，DAPTの必要な期間は短縮される可能性がある．

（文献1，2より引用）

ント（bare-metal stent；BMS），薬剤溶出型ステント（drug-eluting stent；DES）〕によって，内皮細胞がステントを覆うのに要する期間に違いがあるため，ステントごとにDAPTを必要とする期間は異なる．

現行の日本循環器学会のガイドライン[1,2]では，冠動脈ステント留置後の全ての患者に対する虚血性心疾患の二次予防を目的とした抗血小板療法として，禁忌のない患者へのアスピリン（81～162 mg）の永続的投与を，BMS留置患者に対しては低用量アスピリンとチエノピリジン系抗血小板薬の2剤併用療法を少なくとも1ヵ月間，DES留置患者に対しては2剤併用療法を少なくとも12ヵ月間程度，出血リスクの高くない患者やステント内血栓症の高リスク患者（複雑病変に対するステント留置症例）の場合には，可能な限り併用療法の継続を推奨している（表3-1）．

さて，本症例は冠動脈内ステント留置後12ヵ月以上経てはいるものの，抗血小板薬の2剤併用療法は現行ガイドラインに準拠しており，妥当であると判断された．一方で，非弁膜症性の一過性心房細動発作に対しては，心原性脳塞栓発症予防を目的とした抗凝固療法の積極的な導入が推奨されている．近年，抗凝固療法として，新規抗凝固薬（novel oral anticoagulants；NOAC）が頻繁に使用されている．NOAC自体はワルファリンと比べて有意に頭蓋内出血リスクが低いことが報告されてはいるものの，本症例のような抗血小板薬2剤併用患者へのNOAC導入は，出血性合併症（殊に頭蓋内出血）発症の危険性が有意に増加すると予測された．したがって，本症例では現行ガイドライン[1,2]に準拠

し，チエノピリジン系抗血小板薬を中止し，低用量アスピリン単独投与に変更の上でNOACを導入した．なお，近年，抗凝固療法施行中に冠動脈内ステント留置を施行される患者も増加している．ワルファリン併用例については，DAPT導入による出血性リスクの上昇を考慮して，DAPT期間を短縮する必要がある（**表3-1**）．一方，NOAC併用例についてもDAPT期間の短縮が必須であると考えられているが，2015年現在での定見はない．

薬剤中止の際の注意点

症例　狭心症治療薬を整理した86歳，女性

● **来院までの経緯**　脳梗塞後遺症による右不全麻痺，高血圧，脂質異常症，認知機能低下との診断にて在宅介護が継続されていた．X年1月，排泄目的にて立ち上がった直後に転倒し，腰椎圧迫骨折のため当施設リハビリテーション科へ経過観察・リハビリ目的にて入院となった．入院時の薬剤鑑別にて，複数の医療機関より十数種類の薬剤が常時処方され内服していることが判明した．薬剤にはβ遮断薬，亜硝酸薬，ニコランジルといった狭心症治療薬が含まれており，虚血性心疾患に関する鑑別と薬剤継続の適否判断を目的として，同科より循環器科へ紹介された．

● **受診時**　認知機能低下のために患者自身から十分な情報を得ることができなかったため，後日ご家族を対象として詳細な情報聴取を実施した．その結果，3年ほど前に労作とは無関係の継続した左前胸部痛を数日間訴えていたことがあり，その際に近医で安静時心電図検査によって狭心症の可能性もあると診断されて，投薬が追加されていたことが明らかとなった．内服開始後しばらくの間は左前胸部痛の訴えが聴取されたものの，時間経過とともに訴えは消失し，以後現在に至るまで胸部不快などの訴えは聞かれないとのことであった．

労作非依存性で持続性であるという胸痛の特性，あるいは狭心症治療薬追加以降の胸痛の推移から，虚血性心疾患ではなかった可能性が高いと判断された．さらに当施設の入院後の心電図・心臓超音波検査でも，虚血性心疾患の合

表 3-2 虚血性心疾患治療薬と中止の際の留意点

使用目的	薬物系統	虚血性心疾患に対する作用機序・目的	中止の際の留意点
狭心症発作の抑制目的	Ca 拮抗薬	異型狭心症の原因となる冠動脈れん縮を抑制	血圧上昇や狭心症発作の出現頻度増加
	亜硝酸薬	冠動脈拡張作用により，冠動脈血流を増加	
	β遮断薬	心拍数・心筋収縮抑制により，心筋の酸素需要量を低下	狭心症発作の出現・頻脈性不整脈の出現．殊に漸減のステップを経ない突然の中断では，リバウンド現象によって狭心症発作・頻脈性/致死性不整脈は，より誘発されやすくなる
心筋梗塞後の二次予防目的	β遮断薬	心筋梗塞後の心筋リモデリング進行の抑制．心筋の酸素需要量増大抑制と膜安定化作用による，頻脈性/致死性不整脈の出現抑制	上に同じ
	抗血小板薬	冠動脈のプラーク破綻後の血栓形成を抑制し，急性冠症候群の発症を予防	虚血性心疾患急性発作（急性心筋梗塞・不安定狭心症）の発症確率の上昇
	スタチン	冠動脈のプラーク性状を安定化．他にも多面的作用により急性冠症候群の発症を予防	脂質代謝の悪化など
	ACE阻害薬 ARB	心筋梗塞後の心筋リモデリング進行を抑制し，心イベント出現を抑制	血圧上昇・血清K値の低下など

併を示唆する検査所見は得られなかった．これらの結果から，本症例は狭心症ではなかったにもかかわらず，狭心症治療薬の投与を漫然と継続されていたものと判断された．

さて，本症例では，先の検査結果に基づいて狭心症治療薬の中止を試みた．狭心症治療薬〔冠動脈拡張薬（血圧低下作用），β遮断薬（血圧低下作用・心拍数抑制作用）〕は循環動態に直接影響するものが多いため，全ての薬剤の同時中止は循環動態の著しい変化を来して予測されない重篤な事態を起こす可能性が否めない（表3-2）．したがって，本症例で中止対象となった3種類の薬剤については，全てを同時期に中止とはせず，薬剤ごとに一定の期間を空けて段階的な中止となるよう配慮した．殊にβ遮断薬では，漸減のステップを経ない突然

の中断によりリバウンド現象（血圧上昇，頻脈，頻脈性不整脈の誘発など）の出現が懸念されるため，段階的減量（通常は数週間の時間をかける．本症例は，通常用量→1/2量を5日間→1/4量で5日間→1/8量で5日間）の後に，中止した．

　高齢者は，ADL，認知能，合併症など，患者間の個体差が著しく大きい．したがって，高齢者を診察する際には，個々の患者の特性に配慮した「オーダーメイド医療」の実践を常に心掛けておく必要がある．また，このような観点から，高齢の虚血性心疾患患者に対する薬物療法では，時にはわが国のガイドラインに則った，いわゆる「標準医療」からの逸脱もあり得ることを，しっかり銘記しておく必要がある．

ここがポイント！

- 虚血性心疾患は，患者が死亡に至る危険性のある，重篤な疾患である．
- 虚血性心疾患治療薬は，有効性が高い反面，重篤な副作用を起こす危険性や中断時の循環動態の変化を起こす危険性が，非常に高い薬剤であることに留意する必要がある．
- 一方で高齢者は，ADL，認知能，合併症など患者間の違いが著しく大きい．したがって，個々の患者の違いに対応した「オーダーメイド医療」の実践を常に心掛ける必要がある．
- このような観点から，高齢の虚血性心疾患患者に対する薬物療法では，時にはわが国のガイドラインに則った「標準医療」からの逸脱もあり得ることを，認識するべきである．

文献

1) 日本循環器学会ほか：安定冠動脈疾患における待機的 PCI のガイドライン（2011 年改訂版），2011. Available at：〈http://www.j-circ.or.jp/guideline/pdf/JCS2011_fujiwara_h.pdf〉
2) 日本循環器学会ほか：ST 上昇型急性心筋梗塞の診療に関するガイドライン（2013 年改訂版），2013. Available at：〈http://www.j-circ.or.jp/guideline/pdf/JCS2013_kimura_h.pdf〉
3) Wijns W, et al：Guidelines on myocardial revascularization. Eur Heart J, 31：2501-2555, 2010.

〈清水敦哉〉

2 不整脈

　わが国においては人口の高齢化が世界でも類を見ない急速なスピードで進んでおり，65歳以上の高齢者人口は23％を超え，すでに超高齢社会に達している．多くの不整脈は加齢とともにその有病率は増加する．その中でも心房細動は代表的な老年疾患の一つであり（図3-1）[1]，かつ心原性脳梗塞を引き起こすことから，そのマネージメントは重要な課題となっている．ここでは，高齢者の心房細動を例に挙げ，薬物療法の考え方について概説する．

不整脈に対する薬物療法の考え方

　不整脈の薬物療法の考え方は，近年大きく変化している．抗不整脈薬の役割を明らかにするため行われたCASTやAFFIRMなどの臨床試験の結果などを踏まえて，不整脈そのものよりも基礎にある心疾患や心機能障害への対応が重

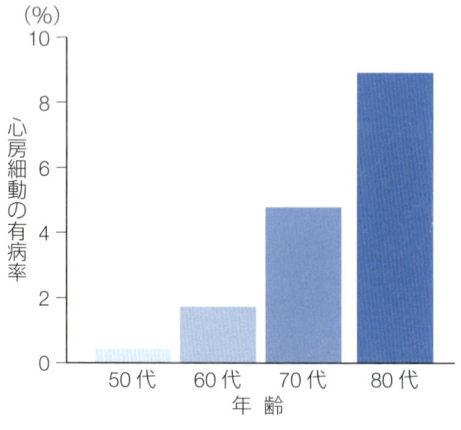

図3-1　心房細動の有病率
（文献1より引用）

視されるようになっている[2,3]．一方で，植込み型除細動器（Implantable Cardioverter Defibrillator；ICD）やアブレーションなどの非薬物療法の有効性も示され，広く普及している．現在，不整脈の薬物療法は，症状の軽減が主な目的となっている．実際，期外収縮は治療することがほとんどなくなり，上室頻拍，心房粗動など多くの不整脈がカテーテルアブレーションで治癒できるようになり，致死性の心室性不整脈にはICDの植え込みが効果を上げている．したがって，抗不整脈薬を用いる状況といえば，そのほとんどは有症状の発作性心房細動ということになる．

高齢者における心房細動の診断

　心房細動の確定診断は，心電図にて心房細動を捉えることによってなされる．したがって，永続性，持続性心房細動の診断は問題ないが，発作性心房細動の場合，高齢者では必ずしも症状が強くない，または無症候性であるため，見逃すことがあり注意が必要である．疑われる症状があれば，頻回にホルター心電図を繰り返すことになるが，必ずしも発作を捉えるのは難しいケースもある．

高齢者の心房細動に対する抗不整脈薬の適応と注意点

　欧州心臓病学会の心房細動ガイドラインによれば，「抗不整脈薬治療は症状を軽減する目的で行うものであり，抗不整脈薬による新たな不整脈の出現，心外性副作用はしばしば生じるものであるため，特に高齢者に対する抗不整脈薬の選別にあたっては，効果よりもまず安全性を指針とすべきである」とされている[4,5]．抗不整脈薬をいつ始めて，どのように効果判定を行い，いつ中止するのかについての一定の見解はないが，症状の軽減効果の認められない抗不整脈薬は，潜在的な有害事象の発症も考慮した場合，継続の必要性はないと考えられる．

　実際には，高齢者の心房細動では，発作性，持続性の場合であっても症状が強くないことが多いため，抗不整脈薬を使って洞調律の維持を試みる，いわゆるリズムコントロールを必要とする症例は比較的少なく，その臨床的意義も低い[3]．発作性，持続性，永続性にかかわらず，心房細動時の心拍数が早く動悸

を訴える場合には，レートコントロール（心拍数調節）を行うことが多い．その場合に使用される薬剤としては，β遮断薬，ベラパミル，ジルチアゼム，ジゴキシンなどが挙げられるが，使用にあたっては細心の注意が必要である．注意すべき点として，高齢者では基本的に洞機能が低下しており，そのため発作性または持続性心房細動の停止時に，overdrive suppressionがかかって洞停止を起こす症例がある（徐脈頻脈症候群）．この傾向は，上記の心拍数調整用の薬物使用時に特に助長されやすいため，注意を必要とする．

1 ジギタリス製剤

心房細動の心拍数調節にジゴキシンが使用されることがある．ジゴキシンは腎排泄性の薬剤であり，高齢者ではジギタリス中毒に注意する必要がある．実際に，介護施設入所者における心不全患者について検討したところ，26％の患者に潜在的なジギタリス中毒の可能性があると報告され[6]，処方にあたっては心拍数や心電図，血中濃度の計測を定期的に行う必要がある．0.125 mg/日を超える使用は控えることが重要であり，0.125 mg/日以下の使用であってもジギタリス中毒のリスクはあるので注意して使用する．

2 β遮断薬

β遮断薬も心房細動の心拍数調節に使用されることがある．高齢心不全患者に対しカルベジロールとビソプロロールを最大用量へ増量したときの忍容性を比較したCIBIS-ELD trial[7]では，12週間後に両群とも25％前後と少ないながらも異常なく増量することができており，合併症に配慮しつつ使用することができると思われる．一方で，気管支喘息やCOPD患者に対する非選択的β遮断薬は気管支攣縮から病態の悪化を来す可能性があり，原則使用すべきではないと考えられる．

心原性脳塞栓症予防と抗凝固薬

脳梗塞は高齢者の死亡の大きな原因となるだけでなく要介護状態を作り出す原因疾患としても重要である．脳梗塞には，ラクナ梗塞，アテローム血栓性脳梗塞，心原性脳塞栓の3つの主な病型がある．これらのうち心原性脳塞栓は，

表 3-3　経口抗凝固薬の種類と標的

標　的	薬　物
ビタミン K	ワルファリン
トロンビン	ダビガトラン＊
Xa 因子	リバーロキサバン＊ アピキサバン＊ エドキサバン＊

＊：NOAC：novel oral anticoagulants
　　（DOAC：direct oral anicoagulants）

　多くの場合，心房細動を基盤に発症し，その予防には，経口の抗凝固薬が用いられる[8-12]．現時点において，日本で使用可能な経口の抗凝固薬は，ワルファリンと新規経口抗凝固薬（novel oral anticoagulants；NOAC または直接作用型経口抗凝固薬 direct oral anticoagulants；DOAC）である（**表 3-3**）．

高齢心房細動患者の塞栓症発症リスク評価

　心房細動患者においては，心房収縮の消失による血流のうっ滞から特に左心耳に血栓が形成され，心原性脳塞栓の基盤を形成する．心房細動患者の脳梗塞の発症リスクは臨床的背景の違いにより大きな差があることが分かっており，TIA または脳梗塞の既往，高血圧，糖尿病，心不全，加齢は，脳梗塞発症の有意な独立した予知因子である[13]．これらの因子の組み合わせにより，心原性脳塞栓症のリスクの層別化を行い，抗凝固薬の適応を決定する（CHADS2 スコア：**表 3-4**）[14]．比較的低リスクの患者に対しては，CHA2DS2-VASc スコアを用いた方がより精密なリスク評価が可能となることも知られている[15]．
　永続性心房細動か，発作性，持続性心房細動かどうかは有意な危険因子とは認められない．高齢者においては，発作性心房細動患者であっても，他の危険因子に違いのない永続性心房細動患者とほぼ同等の脳梗塞発症率であることが報告されている[16]．このことは，高齢者においては，医師にも患者にも認識されていない無症候性の心房細動が，実際にはかなりの頻度（または持続時間）で存在し，そのことが心原性脳塞栓症の危険性を高める可能性があることや，心房細動の発症と停止を繰り返すため血栓が遊離して塞栓症を起こす機会が増えている可能性などが考えられる．いずれにしても，高齢心房細動患者は，心

表3-4 CHADS2スコア

リスク因子	リスク因子（和訳）	スコア
Congestive heart failure	心不全	1
Hypertension	高血圧（治療中も含む）	1
Age≧75	75歳以上	1
Diabetes mellitus	糖尿病	1
Stroke/TIA	脳梗塞/一過性脳虚血発作の既往	2

心原性脳塞栓症のリスクの層別化に用いる．

（文献14より引用，改変）

房細動の持続パターン（発作性，持続性，永続性）にかかわらず，脳梗塞発症のハイリスク群であるとして認識されねばならない．

高齢心房細動患者における大出血リスク評価

一般的に出血のリスクは加齢に伴い高まる．高齢者では，加齢に伴う出血性疾患の合併，血管の脆弱性悪化や高血圧の増加などにより，一般成人より消化管出血や脳出血などの自然出血を起こしやすいと考えられる．身体活動機能やバランス調整機能の低下から，転倒に伴う外傷性の出血リスクもある．脳梗塞既往患者は，もちろん脳梗塞再発リスクが高いが，高度の麻痺が存在する場合，歩行障害に伴う転倒リスクが上昇する．出血のリスクの層別化には，HAS-BLEDスコア（表3-5）が参考になる[17]．

出血性の合併症のうち，最も重大なものの一つに脳出血がある．脳出血の多くは，高血圧や加齢により引き起こされるいわゆるsmall vessel diseaseを基盤に発症すると考えられている．また，small vessel diseaseはラクナ梗塞の基盤としても重要である．したがって，ラクナ梗塞予防目的，またはsmall vessel diseaseを持つ患者（例えば無症候性小梗塞，高度白質病変）への抗血栓薬の安易な投与は，特に血圧が管理されていない状況では，かえって脳出血のリスクを高める可能性があり，要注意である．血圧の厳重な管理を優先すべきと考えられる．近年のイメージング技術の進歩により，MRIのT2*画像にて無症候性の微小脳出血（micro bleeds；MBs）が検出されるようになり，脳出血のハイリスク症例を層別化できるようになること，また抗血栓薬の適応の判断への有

表3-5 HAS-BLED スコア

リスク因子	リスク因子（和訳）	スコア
Hypertension	高血圧	1
Abnormal renal/liver function	腎・肝機能異常（各1点）	1〜2
Stroke	脳卒中	1
Bleeding	出血	1
Labile INR	国際標準比（INR）	1
Elderly	高齢者（65歳以上）	1
Drugs	薬剤とアルコール（各1点）	1〜2

心房細動患者における出血リスクの層別化.

（文献17より引用，改変）

用性が確立することが期待されている[18]．

抗凝固薬の適応と注意点

1 ワルファリン

　高齢者にワルファリンを投与する場合には，頻回のモニタリングと厳格な用量調節が必要となる．ワルファリン投与の用量調節の指標としてはPT-INRを用いる．高齢心房細動患者にワルファリンを投与する場合，PT-INRにて2前後を目標とするのが良いと思われる．日本循環器学会のガイドラインでは，70歳以上の心房細動患者の場合，PT-INR 1.6〜2.6を目標にするように推奨している．ワルファリンの効果は，ワルファリンの代謝に関わる酵素（CYP2C9）や標的酵素（VKORC1）の遺伝子多型，薬物相互作用，食事（納豆），薬物アドヒアランス，肝機能などいくつかの因子により影響を受けるため[19,20]，実際に心房細動患者にワルファリンを投与する際には，PT-INRによるモニタリングを定期的に行い，適切な量が投与されていることを確認する．

2 NOAC（DOAC）

　NOAC（DOAC）は，薬効の個人差が比較的少ないと考えられている．ビタミンK（納豆など）の摂取を制限する必要がない点も患者にはメリットとなり得る．ただし，高齢者ならびに腎機能が低下している患者には出血リスクの増

加に注意が必要で，慎重に適応を吟味する．

心房細動患者を対象として，ワルファリンとの比較において NOAC（DOAC）の効果と安全性を評価した大規模なランダム化臨床試験の結果が報告されている．それによれば，4種類すべての NOAC（DOAC）は，ワルファリンとの比較において塞栓症リスクを少なくとも同等に低下させる．一方で，大出血リスクについてもワルファリンと同等またはより安全性が高いこと，特に頭蓋内出血リスクが極めて低いことが示された[21-23]．ただし，高齢者のみを対象としたサブ解析においては，これらの安全性，有効性のプロファイルが，一般成人とは異なる結果になった薬剤もあり，高齢者に対する使用に関しては注意が必要となる．

3 高齢者における抗凝固薬のベネフィット（血栓症予防）/リスク（出血リスク）のバランス

抗凝固薬は，その薬の特性から，出血リスクを上昇させ得る．したがって，抗凝固薬の投与を考慮する際には，投与によって得られる利益（血栓症の予防）が損失（出血）を上回ることが予測される場合に限定されなければならない．特に高齢者においては，血栓症も出血のリスクも共に一般成人に比べ高まるため，慎重な評価が必要となる．

> **症例** 動悸を訴えて来院された 84 歳，女性
>
> ●来院までの経緯　骨粗鬆症，腰痛症，不眠症にて自宅近くの診療所に通院中．ビスホスホネート製剤，ビタミン D 製剤，ベンゾジアゼピン系睡眠導入薬を処方されている．既往歴として，39 歳時に乳がん（右側乳房摘出術）．また 60 歳ごろに不整脈を指摘されたことがあるとのこと．
>
> 　1 ヵ月前より動悸が出現するようになり，精査目的に来院．朝方が多く，動悸時には動けなくなるほどではないが，気分不快が強い．2 時間程度で治まるが，週に 2〜3 回ほど発作がある．
>
> ●受診時　血圧 124/76 mmHg．脈拍 80/分・整．右胸部手術痕あり．その他，身体診察で異常を認めない．喫煙歴はなし．血液検査では，腎機能，血糖値，HbA1c も含め特に異常を認めない．ホルター心電図では基本調

律は洞調律だが，朝方に 2 時間程度の発作性心房細動（心拍数 140/分）が指摘される．発作性心房細動に一致して動悸を認めた．心エコー検査では，特に異常所見を認めない．

　本症例は，有症候性の発作性心房細動を持つ高齢女性である．
　まず，抗凝固薬の適応について考える．CHADS2 スコアは 1 点であり，抗凝固薬の「推奨」または「考慮可」である．一方，HAS-BLED スコアは 1 点であり，出血リスクはそれほど高くはない．したがって，抗凝固薬の服用を勧めたが，患者本人は出血リスクが高まることを嫌い，服用はしないこととなった．
　一方で，有症状の心房細動については，治療を希望したため患者本人と相談のうえ，ピルシカイニド 150 mg/日を開始したところ，動悸を自覚することはなくなった．
　ピルシカイニドを継続していたが，服用開始 3 ヵ月後にこのまま続けていてよいのか気になる，との質問があり，患者本人とよく話し合い，いったんピルシカイニドを中断することとした．中断後も動悸は再発せず，抗凝固薬，抗不整脈ともに使用しないまま，外来にて経過を観察している．

ここがポイント！

- 心房細動は加齢とともにその有病率は増加し，超高齢社会においてそのマネージメントは重要な課題である．
- 抗不整脈薬治療は症状を軽減する目的で行うものであり，高齢者に対する抗不整脈薬の選別にあたっては，効果よりもまず安全性を指針とすべきである．
- 高齢者では基本的に洞機能が低下しており，そのため発作性または持続性心房細動の停止時に洞停止を起こす症例があり，注意を要する．
- 心原性脳塞栓は，多くの場合，心房細動を基盤に発症し，その予防には，経口の抗凝固薬を用いる．
- 心原性脳塞栓症のリスクの層別化には CHADS2（または CHA2DS2-VASc）スコアを用い，抗凝固薬の適応を決定する．心房細動患者の出血リスクの層別化には，HAS-BLED スコアを用いる．

第 3 章 個々の疾患に対する処方整理の考え方

文 献

1) Wolf PA, et al : Atrial fibrillation as an independent risk factor for stroke : the Framingham Study. Stroke, 22 : 983-988, 1991.
2) Echt DS, et al : Mortality and morbidity in patients receiving encainide, flecainide, or placebo. The Cardiac Arrhythmia Suppression Trial. N Engl J Med, 324 : 781-788, 1991.
3) Wyse DG, et al ; The Atrial Fibrillation Follow-up Investigation of Rhythm Management (AFFIRM) Investigators : A comparison of rate control and rhythm control in patients with atrial fibrillation. N Engl J Med, 347 : 1825-1833, 2002.
4) Camm AJ et al ; ESC Committee for Practice Guidelines (CPG) : 2012 focused update of the ESC Guidelines for the management of atrial fibrillation : an update of the 2010 ESC Guidelines for the management of atrial fibrillation. Developed with the special contribution of the European Heart Rhythm Association. Eur Heart J, 33 : 2719-2747. 2012.
5) The Task Force for the Management of Atrial Fibrillation of the European Society of Cardiology (ESC). Guidelines for the management of atrial fibrillation. Eur Heart J, 19 : 2369-2429, 2010.
6) Misiaszek B, et al : Digoxin prescribing for heart failure in elderly residents of long-term care facilities. Can J Cardiol, 21 : 281-286, 2005.
7) Düngen HD, et al : Titration to target dose of bisoprolol vs. carvedilol in elderly patients with heart failure : the CIBIS-ELD trial. Eur J Heart Fail, 13 : 670-680, 2011.
8) ACTIVE Writing Group of the ACTIVE Investigators : Clopidogrel plus aspirin versus oral anticoagulation for atrial fibrillation in the atrial fibrillation clopidogrel trial with irbesartan for prevention of vascular events (ACTIVE W) : a randomised controlled trial. Lancet, 367 : 1903-1912, 2006.
9) Connolly SJ, et al ; RE-LY Steering Committee and Investigators : Dabigatran versus warfarin in patients with atrial fibrillation. N Engl J Med, 361 : 1139-1151, 2009.
10) Patel MR, et al ; ROCKET AF Investigators : Rivaroxaban versus warfarin in nonvalvular atrial fibrillation. N Engl J Med, 365 : 883-891, 2011.
11) Connolly SJ, et al ; AVERROES Steering Committee and Investigators : Apixaban in patients with atrial fibrillation. N Engl J Med, 364 : 806-817, 2011.
12) Giugliano RP, et al ; ENGAGE AF-TIMI 48 Investigators : Edoxaban versus warfarin in patients with atrial fibrillation. N Engl J Med, 369 : 2093-2104, 2013.
13) Pearce LA, et al : Assessment of thre schemes for stratifying stroke risk in patients with nonvalvular atrial fibrillation. Am J Med, 109 : 45-51, 2000.
14) Gage BF, et al ; Validation of clinical classification schemes for predicting stroke : results from the National Registry of Atrial Fibrillation. JAMA, 285 : 2864-2870, 2001.
15) Boriani G, et al ; Italian AT-500 Registry Investigators : Improving stroke risk stratification using the CHADS2 and CHA2DS2-VASc risk scores in patients with paroxysmal atrial fibrillation by continuous arrhythmia burden monitoring. Stroke, 42 : 1768-1770, 2011.
16) Hart RG, et al : Stroke with intermittent atrial fibrillation : incidence and predictors during aspirin therapy. Stroke Prevention in Atrial Fibrillation Investigators. J Am Coll Cardiol, 35 : 183-187, 2000.
17) Pisters R, et al : A novel user-friendly score (HAS-BLED) to assess 1-year risk of major bleeding in patients with atrial fibrillation : the Euro Heart Survey. Chest, 138 : 1093-1100, 2010.
18) Kato H, et al : Silent cerebral microbleeds on $T2^*$-weighted MRI : correlation with stroke subtype, stroke recurrence, and leukoaraiosis. Stroke, 33 : 1536-1540, 2002.
19) Rieder MJ, et al : Effect of VKORC1 haplotypes on transcriptional regulation and warfarin dose. N Engl J Med, 352 : 2285-2293, 2005.
20) Takahashi H, et al : Different contributions of polymorphisms in VKORC1 and CYP2C9 to intra- and inter-population differences in maintenance dose of warfarin in Japanese, Caucasians and

African-Americans. Pharmacogenet Genomics, 16：101-110, 2006.
21) Eikelboom JW, et al：Risk of bleeding with 2 doses of dabigatran compared with warfarin in older and younger patients with atrial fibrillation：an analysis of the randomized evaluation of long-term anticoagulant therapy (RE-LY) trial. Circulation, 123：2363-2372, 2011.
22) Halperin JL, et al：Efficacy and safety of rivaroxaban compared with warfarin among elderly patients with nonvalvular atrial fibrillation in the Rivaroxaban Once Daily, Oral, Direct Factor Xa Inhibition Compared With Vitamin K Antagonism for Prevention of Stroke and Embolism Trial in Atrial Fibrillation (ROCKET AF). Circulation, 130：138-146, 2014.
23) Halvorsen S, et al：Efficacy and safety of apixaban compared with warfarin according to age for stroke prevention in atrial fibrillation：observations from the ARISTOTLE trial. Eur Heart J, 35：1864-1872, 2014.

〔江頭正人〕

3 高血圧症

　高齢者高血圧に対する薬物療法のエビデンスはいまだ不十分で，多くは若年成人における臨床試験の結果や使用経験をもとに実践されている．しかし，加齢に伴う生理的変化や多病による服用薬剤数の増加などにより，高齢者の病態は多様で若年成人と同じではない．医師は患者のQOLに配慮しながら個別に治療方針を決定することが大切であり，薬剤師は高齢者に対する多様な処方例を理解する必要がある．2014年4月，5年ぶりに日本高血圧学会高血圧治療ガイドラインがJSH2014として改訂された[1]．高齢者高血圧における，国内外でのエビデンスが徐々に蓄積してきており，高齢者高血圧に関する知見も新たに書き加えられている．

　新ガイドラインの具体的なポイントは，①後期高齢者やフレイルを合併する高齢者では，副作用の発現や臓器障害に留意し，QOLに配慮しながら緩徐なスピードで降圧すること，②前期高齢者の降圧目標は140/90 mmHg未満，後期高齢者の降圧目標は150/90 mmHg未満とすること，③合併症を伴う場合は個々の症例に最も適した降圧薬を選択すること，④積極的適応がない場合の降圧薬治療の第一選択薬は，非高齢者と同様，カルシウム（Ca）拮抗薬，アンジオテンシンⅡ受容体拮抗薬（ARB）またはアンジオテンシン変換酵素（ACE）阻害薬，少量のサイアザイド系利尿薬（サイアザイド類似利尿薬を含む）とし，一般に常用量の1/2量から開始し緩徐に降圧すること，⑤降圧効果不十分な場合はこれらの併用を行うことの5点である．高齢者高血圧に関するJSH2009からの主な変更点を表3-6に示す．

表 3-6　高齢者高血圧における JSH2014 の主な変更点

	JSH2009	JSH2014
降圧薬治療の対象	140/90 mmHg 以上	140/90 mmHg 以上 ただし，以下は個別判断 ・75 歳以上で収縮期血圧（SBP）140〜149 mmHg ・虚弱（フレイル）高齢者（6 メートル歩行を完遂できないなど）
75 歳以上の降圧目標	140/90 mmHg 未満 中間目標 150/90 mmHg 未満	150/90 mmHg 未満 忍容性があれば積極的に 140/90 mmHg 未満
降圧目標が異なる他疾患合併時の目標値の優先	一般の慢性腎臓病（CKD）や糖尿病（DM）合併高血圧の治療に準じる（低い方の値を目標とする）	年齢による降圧目標を達成することを原則とし，忍容性があれば低い方の値を目指す
高齢者の特殊性に基づく留意点の追加	服薬アドヒアランス（認知症への注意や服薬管理の工夫）	転倒・骨折の予防に関連した留意点（リスク評価と治療上の注意）脱水や生活環境変化に対応した服薬指導（減薬にも言及）

（文献 1 より抜粋）

高齢者高血圧に対する処方整理の考え方

　高齢者は薬物有害事象のハイリスク群である．他の生活習慣病と同様に，薬物療法と並行して，減塩，食事パターンの改善，減量，運動，節酒，禁煙などの非薬物療法を積極的に行うことで，降圧薬を減薬，あるいは中止できる可能性がある．

　また，アドヒアランスを高めるためには，薬剤はなるべく単剤で 1 日 1 回型が望ましく，降圧薬においても 1 日 1 回で，夕より朝の方がアドヒアランスは高まることなどが報告されている[2]．さらに，配合剤はアドヒアランスを高めることによって，それぞれの単剤の併用よりも降圧効果に優れ[3]，多剤併用の高齢者にとって有用性が高いと考えられる．一方で，配合剤は用量を細かく変更することができず過度な血圧低下のおそれがあり，初期投与には用いられない．わが国では現在，ARB と Ca 拮抗薬，ARB と利尿薬の配合剤が使用可能であり，HMG-CoA 還元酵素阻害薬（スタチン）との配合剤なども発売され，選択の幅が広がっている．配合剤の薬価はそれぞれの単剤の合計よりも安価に

表 3-7　各ガイドラインにおける注意すべき降圧薬

Beers 基準（2012）	STOPP（2015）	高齢者の安全な薬物療法ガイドライン（2015）
・α遮断薬 ・短時間作用型ニフェジピン ・スピロノラクトン ・心不全に対する非ジヒドロピリジン系 Ca 拮抗薬	・起立性低血圧に対する血管拡張薬	・ループ利尿薬 ・アルドステロン拮抗薬 ・α遮断薬 ・非選択的β遮断薬 ・短時間作用型ニフェジピン

設定されており，医療経済的にもメリットがある．

　さらに，高齢者で有害作用が生じやすく，効果に比べて安全性が劣るといった理由で，処方の優先順位が低いと考えられる薬物がある．そのような薬剤のリストとして，米国の Beers 基準[4]や欧州の STOPP[5]，わが国の『高齢者の安全な薬物療法ガイドライン 2015』[6]などがある．高血圧領域に関して，Beers 基準ではα遮断薬，短時間作用型ニフェジピン，スピロノラクトン，心不全に対する非ジヒドロピリジン系 Ca 拮抗薬，STOPP では COPD に対する非選択的β遮断薬，慢性便秘に対する Ca 拮抗薬，男性の頻尿に対するα遮断薬，起立性低血圧に対する血管拡張薬が注意すべき薬剤として記載されており，『高齢者の安全な薬物療法ガイドライン 2015』では，ループ利尿薬，アルドステロン拮抗薬，α遮断薬，非選択的β遮断薬，短時間作用型ニフェジピンが記載されている．主治医の判断で降圧薬を減量した方がよいとされる場合は，これらのリストを参考にしながら減薬していくのがよいであろう（表 3-7）．

高齢者高血圧に対する併用療法と強化療法の考え方

　降圧不十分な場合に，各薬剤の増量と多剤との併用療法のいずれを選択するかについてはエビデンスが不十分であり，病態に応じて，より積極的に使用すべき薬剤がある場合は増量が考慮されるが，それ以外の場合は主治医の判断に任せられる．併用療法を行う場合は Ca 拮抗薬，ARB または ACE 阻害薬，少量の利尿薬の 3 系統の間での併用療法が推奨される．いずれの場合も副作用の発現に注意しながら，新規薬剤の場合には常用量の 1/2 量から開始し，4 週間から 3 ヵ月の間隔で緩徐に増量することが大切である（図 3-2）．また，前述の

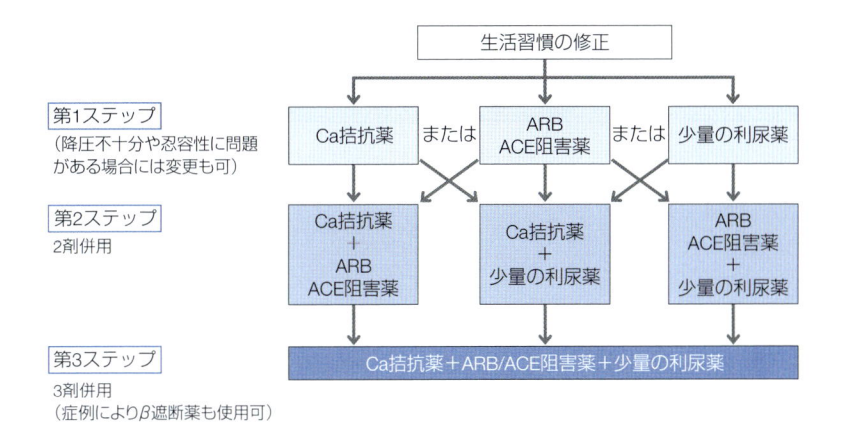

図 3-2 高齢者高血圧（合併症なし）の治療指針

第1ステップ（降圧不十分や忍容性に問題がある場合には変更も可）：Ca拮抗薬　または　ARB/ACE阻害薬　または　少量の利尿薬

第2ステップ 2剤併用：Ca拮抗薬＋ARB/ACE阻害薬／Ca拮抗薬＋少量の利尿薬／ARB/ACE阻害薬＋少量の利尿薬

第3ステップ 3剤併用（症例によりβ遮断薬も使用可）：Ca拮抗薬＋ARB/ACE阻害薬＋少量の利尿薬

降圧薬の初期量は常用量の1/2量から開始し，4週間から3カ月の間隔で増量する．

ごとく，処方の優先順位として高齢者に注意すべき薬剤を回避し，アドヒアランスの向上のために配合剤を用いることなどの工夫も必要とされる．

また，新規に降圧薬を開始された高齢者では，治療開始早期の転倒リスクが増加することが54万人規模の地域住民を対象とした観察研究で示されている．治療開始後45日間の転倒リスクは，IRR（incidence rate ratio）＝1.69［95％CI：1.57-1.81］であり，ARBを除いたCa拮抗薬，ARB，ACE阻害薬，降圧利尿薬，β遮断薬で増加し，特に開始後14日間では，IRR＝1.94［95％CI：1.75-2.16］と高く，全ての降圧薬で転倒リスクが増加した[7]．高齢者に対しては，新規降圧薬開始時のみならず，降圧薬増量時にも転倒リスクについて配慮すべきであると考えられる．さらに，転倒リスクの高い高齢者では，初回投与現象として起立性低血圧によるめまい，動悸，失神を認めるα遮断薬は使用を避け，使用する場合は少量より漸増すること[8]，起立性低血圧を有する場合は，利尿薬の中止または減量を考慮することなどが必要とされる．

さらに，高齢者の降圧薬選択に影響を与える病態として，誤嚥性肺炎と骨粗鬆症が注目されている．ACE阻害薬は咳反射を亢進し，高齢者の誤嚥性肺炎を減らすことが報告されており[9,10]，誤嚥性肺炎の既往のある患者では，ACE阻害薬が推奨される．また，80歳以上高齢者高血圧を対象としたHYVETでは，実薬群の基礎薬として利尿薬（インダパミド）が用いられ，同群で有意な骨折

表 3-8 主要降圧薬の積極的適応

	Ca 拮抗薬	ARB/ACE 阻害薬	利尿薬	β遮断薬
脳血管障害慢性期	○	○	○	
狭心症	○			○[*1]
心筋梗塞後		○		○
心不全		○[*2]	○	○[*2]
CKD（タンパク尿なし）	○	○[*3]	○[*4]	
CKD（タンパク尿あり）		○		
糖尿病		○		
脂質異常症			増悪に注意	増悪に注意
高尿酸血症		○[*5]	増悪に注意	
誤嚥性肺炎[*6]		ACE 阻害薬		
骨粗鬆症		ARB[*7]	○[*8]	

CKD：慢性腎臓病，○：積極的適応
＊1：冠れん縮性狭心症では増悪する可能性があるため，Ca 拮抗薬を併用するなど慎重投与
＊2：少量から開始し臨床経過を観察しながら慎重に使用
＊3：糖尿病の場合は第一選択，GFR 30 mL/分/1.73 m^{2}未満は少量から開始
＊4：GFR 30 mL/分/1.73 m^{2}未満はループ利尿薬
＊5：ロサルタンは尿酸値を低下させる
＊6：不顕性を含め誤嚥性肺炎を繰り返す患者
＊7：観察研究のエビデンスがある
＊8：サイアザイド系利尿薬

の減少を認めた[11]．骨粗鬆症患者では，他に積極的適応となる降圧薬がない場合，腎での Ca 再吸収を亢進させるサイアザイド系利尿薬が推奨される．またβ遮断薬は，高齢者において禁忌や使用上の注意が必要な場合が多く，JSH2014 では第一選択薬から外れることとなったが，β遮断薬の積極的適応は高齢者でも考慮され，心不全や心筋梗塞後の高齢者などは他に禁忌がない場合，副作用に注意しながら積極的に投与される（表 3-8）．

処方整理の考え方

症例 発作性の血圧上昇を来す84歳，女性

● 来院までの経緯　独居．半年前に配偶者を亡くしてから血圧の動揺性が強くなり，発作性の血圧上昇により救急外来を受診することがあった．もともと高血圧に対して，ARBと利尿薬が処方されており，血圧上昇時に長時間作用型のCa拮抗薬を服用するように指示されていた．数年前より，過活動膀胱に対してオキシブチニンが処方され，排尿コントロールは良好であった．また，3ヵ月ほど前より，物忘れが目立つようになったと近くに住む長女より相談があり，専門医を紹介し，軽度認知機能障害に対して経過観察となっていた．詳細な問診を行ったところ，配偶者の死後，外食やスーパーで惣菜を購入することが増え，また，数ヵ月前に一度夜間尿を認め，眠れないことがあったため，それ以降利尿薬を服用していないとのことであった．

● 受診時・経過　栄養指導を行い，かかりつけ薬局と協力して，患者に対しては「塩分を体外に排出する薬に変更し，配合剤で一つにまとめましょう．服薬カレンダーも使ってください．残ったお薬は数を調整しますので，診察の際に持ってきてください」と説明をした．また，軽度認知機能障害を認めたことから，心血管系の副作用に注意しながらオキシブチニンをミラベグロンに変更し，睡眠衛生についての指導も行った．以降，発作性の血圧上昇は消失した．

　本症例は配偶者の死後，①生活習慣が変化したこと，②たった一度の夜間尿に対する思い込みから服薬アドヒアランスが悪化したこと，③抑うつ傾向や不安の増大と認知機能障害が進行したこと，などの複合的な要因から血圧コントロールの悪化を来した一例である．このような症例に対しては，まず詳細な問診を繰り返し，安易に薬剤を追加するのではなく，多職種連携による非薬物療法の再考を試みることが大切である．抗コリン作用による認知機能低下のリスクがあるオキシブチニンを変更し，薬剤師と協力し薬識確認の説明にも工夫を行い，アドヒアランスを向上させるための配合剤や服薬カレンダー・ボックス，

一包化などを考慮する．残薬確認によるアドヒアランスの確認も有用である．

　多剤併用の高齢者高血圧患者に対するエビデンスは少ない．現段階で最も大切なことは，医師が患者の QOL に配慮しながら個別に治療を行い，薬剤師が多様な処方パターンを理解しながら，患者を個別にサポートすることである．高血圧は前期高齢者の約 7 割，後期高齢者の 8 割が罹患する疾患である．高血圧診療を，高齢者に対する薬剤処方の見直しを行う一つの窓口として利用することも有用である．

ここがポイント！

- 高齢者の多剤併用に対するエビデンスは少なく，治療方針は患者の QOL に配慮しながら個別に判断される．
- 非薬物療法を積極的に行うことで，降圧薬を減薬，あるいは中止できる可能性がある．
- 第一選択薬は Ca 拮抗薬，ARB または ACE 阻害薬，少量のサイアザイド系利尿薬であり，併用療法はまずこの 3 系統の間で行われる．
- 配合剤の使用は，服薬錠数を減らすとともに薬剤費を節減し，アドヒアランスとコンコーダンスを高める．
- 注意すべき薬剤のリストとして，米国の Beers 基準や欧州の STOPP，わが国の『高齢者の安全な薬物療法ガイドライン』がある．

文献

1) 日本高血圧学会高血圧治療ガイドライン作成委員会 編：高血圧治療ガイドライン 2014（JSH2014）．ライフサイエンス社，2014.
2) Vrijens B, et al：Adherence to prescribed antihypertensive drug treatments：longitudinal study of electronically compiled dosing histories. BMJ, 336：1114-1117, 2008.
3) Gupta AL, et al：Compliance, safety, and effectiveness of fixed-dose combinations of antihypertensive agents：a meta-analysis. Hypertension, 55：399-407, 2010.
4) American Geriatrics Society 2012 Beers Criteria Update Expert Panel：American Geriatrics Society updated Beers Criteria for potentially inappropriate medication use in older adults. J Am Geriatr Soc, 60：616-631, 2012.
5) O'Mahony D, et al：STOPP/START criteria for potentially inappropriate prescribing in older people：version 2. Age Ageing, 44：213-218, 2015.

6) 日本老年医学会 編：高齢者の安全な薬物療法ガイドライン 2015, メジカルビュー社, 2015.
 7) Butt DA, et al：The risk of falls on initiation of antihypertensive drugs in the elderly. Osteoporos Int, 24：2649-2657, 2013.
 8) Sirkin AJ, et al：Hypertensive management in the elderly patient at risk for falls. J Am Acad Nurse Pract, 21：402-408, 2009.
 9) Arai T, et al：ACE inhibitors and pneumonia in elderly people. Lancet, 352：1937-1938, 1998.
10) Okaishi K, et al：Reduction of risk of pneumonia associated with use of angiotensin I converting enzyme inhibitors in elderly inpatients. Am J Hypertens, 12：778-783, 1999.
11) Peters R, et al：The effect of treatment based on a diuretic (indapamide)＋/－ ACE inhibitor (perindopril) on fractures in the Hypertension in the Very Elderly Trial (HYVET). Age Ageing, 39：609-616, 2010.

〔竹屋　泰〕

4　慢性腎臓病

　生理機能や薬剤の代謝・排泄能の低下した高齢者では，若年者よりも水・電解質異常や腎機能障害を起こしやすい．加齢により体脂肪は増加する一方で，除脂肪体重および体水分量が減少するために，容易に細胞外液量低下を来すとともに，薬剤代謝も変動する．加齢に伴い腎血流量や糸球体ろ過量（GFR）が低下するだけでなく，尿細管機能も低下するため電解質異常も来しやすい．また，尿希釈能と尿濃縮能がともに減弱するため，水バランスの異常（Na濃度異常）を来しやすい．さらに，血漿レニン活性は加齢とともに減少するため，高齢者では低レニン性収縮期高血圧が一般的であるが，アルドステロン分泌も低下しているために，細胞外液量低下や高カリウム血症を来しやすい．高齢者は，しばしば複数の医療機関を受診し，多数の薬剤を併用していることがあり，水・電解質異常に拍車をかけることがある．

高齢高血圧患者の薬剤併用

症例 軽度の過降圧により急性腎障害を来した77歳，男性

- **来院までの経緯**　膜性腎症によるネフローゼ症候群に対し，ステロイド治療を行い寛解した．ステロイド漸減・中止後はオルメサルタン20 mg/日，エナラプリル2.5 mg/日で血圧は120/75 mmHg程度，クレアチニンは1.0 mg/dL程度，尿タンパクは0.15 g/gCr未満で経過していた．ノロウイルス感染症に罹患し，水分摂取不十分で尿量も減少したため来院した．
- **受診時**　血圧は98/52 mmHgで，クレアチニンが4.52 mg/dLと急性腎障害を呈していた．入院の上，生理食塩水の点滴を開始したところ，腎機能の改善をみた．

●その後の処方　オルメサルタン 20 mg/日とアムロジピン 2.5 mg/日へと処方変更し，朝食前に血圧を測定して，収縮期圧＜110 mmHg の場合はオルメサルタン 10 mg/日へと減量するように指示した．

　糖尿病を合併した慢性腎臓病（CKD）患者および軽度以上のタンパク尿を呈する糖尿病非合併の CKD 患者では，アンジオテンシン変換酵素（ACE）阻害薬やアンジオテンシン受容体拮抗薬（ARB）の投与が第一選択として推奨されている[1]．高齢の CKD 合併高血圧患者においてもレニン-アンジオテンシン（RA）系阻害薬投与症例が増加しており，腎機能低下や高カリウム血症の発症が増加している[2]．RA 系阻害薬は，同等の降圧レベルであっても，他の降圧薬よりも尿タンパク減少効果が強く，腎障害の進展を抑制する．これは，RA 系阻害薬が糸球体輸出細動脈を拡張させて糸球体内圧を低下させることが大きな要因である．一方，心臓から糸球体輸入細動脈に至る血管系の内腔が狭小化しているような病態（腎硬化症や間質性腎炎など）では糸球体高血圧を来しにくいため，タンパク尿も軽度にとどまることが多く，上述したような RA 系阻害薬による抗タンパク尿効果や腎保護作用については確立していない．
　高齢の CKD 合併高血圧患者は，タンパク尿が陰性もしくは軽度で GFR が低下した患者が多い．このような患者の腎機能低下の要因は動脈硬化による腎硬化症もしくは虚血性腎症が多いと推定され，必ずしも糸球体内圧は上昇していない．また，高齢者では CKD 患者の 5〜22％が動脈硬化性腎動脈狭窄症を合併していると報告されている．高齢の CKD 合併高血圧患者は軽度の過降圧により，腎糸球体への灌流圧が低下し，急性腎障害を来すことがある（正常血圧虚血性急性腎障害）．特に，RA 系阻害薬の使用時は，糸球体内圧の過降圧を来しやすく，注意を要する（図 3-3）[3]．
　高齢者では，RA 系の低下に伴い高カリウム血症を来しやすい．アルドステロン受容体拮抗薬併用により高カリウム血症が増加したことや[4]，RA 系阻害薬の併用や直接的レニン阻害薬[5]の併用により，高カリウム血症のリスクが増加することも報告されている[6]．

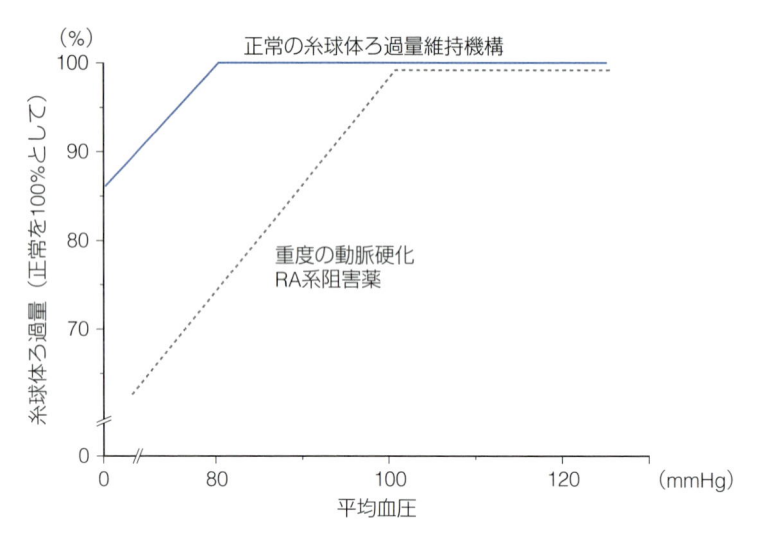

図 3-3　糸球体ろ過量維持機構の破綻
GFRは，血圧が変動しても一定に保たれる維持機構が存在するが，動脈硬化が重度であるような病態では，軽度の血圧低下でもGFRは低下する．同様の病態が輸出細動脈を拡張させるRA系阻害薬使用時でも起こり得る．

（文献3より引用，改変）

高齢骨粗鬆症患者の薬剤併用

症例　骨粗鬆症治療中に急性腎障害を来した82歳，女性

- **来院までの経緯**　骨粗鬆症にて整形外科よりカルシトリオール0.5 μg/日，炭酸カルシウム2 g/日の処方を受けていた．また，高血圧症に対してフルイトラン2 mg/日が処方されていた．血圧は130/80 mmHg程度で，クレアチニンは0.7 mg/dL程度であったが，夏の暑さのため食欲が低下し，水分摂取が不十分となり，疲労感も強かったため受診した．
- **受診時**　クレアチニンは2.5 mg/dL，BUNは52 mg/dL，Caは11.8 mEq/Lであった．高カルシウム血症・細胞外液量低下に伴う腎機能障害と考え，生理食塩水大量輸液とフロセミド投与により，Ca排泄を図ったところ，改善をみた．
- **その後の処方**　カルシトリオール0.25 μg/日へと減量し，フルイトラン，炭酸カルシウムは中止し，アムロジピン2.5 mg/日を開始した．

高齢者では骨粗鬆症の治療として，多量のビタミンDやカルシウム製剤を処方されたり，サプリメントとして服用したりすることにより，高カルシウム血症を来すことがある．骨粗鬆症患者で積極的な使用が推奨されているサイアザイド系利尿薬は，腎でのCa再吸収を亢進させるため，上記のような薬剤と併用することにより高カルシウム血症を来しやすい．高カルシウム血症を発症しやすい病態として，腎機能障害や細胞外液量低下を伴っていることに留意する．通常，ビタミンD過剰摂取などによりCa負荷が起こっても尿中へのCa排泄により代償されるが，細胞外液量低下や腎機能障害があるとCa排泄が起こらず，高カルシウム血症が遷延する．すると，高カルシウム血症による抗利尿ホルモン（antidiuretic hormone；ADH）作用不全で多尿を来し，さらに脱水が起こり，高カルシウム血症が増悪する．また，長期臥床をしている高齢者では，骨からのCa融解が起こることにより高カルシウム血症を来しやすいことにも注意する．

高齢体液過剰患者の薬剤併用

　高齢者における低カリウム血症の出現頻度は低ナトリウム血症に次いで高く，基礎疾患として糖尿病や高血圧などの生活習慣病などを有していることが多い．低カリウム血症の成因として，食欲不振やうつ病によるK摂取不足，吸収不良や下痢・嘔吐による消化管からの喪失に加えて，利尿薬や漢方薬などによる腎からの排泄が重要である．浮腫性疾患に対してループ利尿薬やサイアザイド系利尿薬を連用すると，腎からのK喪失を来す．また，甘草やグリチルリチンなどを長期服用することにより，偽性アルドステロン症による低カリウム血症を来す．Kは細胞内液の主な陽イオンであり，高齢者では細胞内液減少により体内総K量が減少するため，特に筋肉量が少ない高齢患者では，K喪失量が同じでも低カリウム血症を来しやすい．

　利尿薬を服用した場合，細胞外液量減少により，ADHが分泌され，相対的水過剰により低ナトリウム血症を来しやすい．特に，サイアザイド系利尿薬が作用する遠位尿細管は，能動的にNaClが管腔内から間質へと輸送される尿の希釈部であり，サイアザイド系利尿薬を服用していると，さらに低ナトリウム血症になりやすい（図3-4）．ADHの分泌は加齢の影響を受けないとされるが，

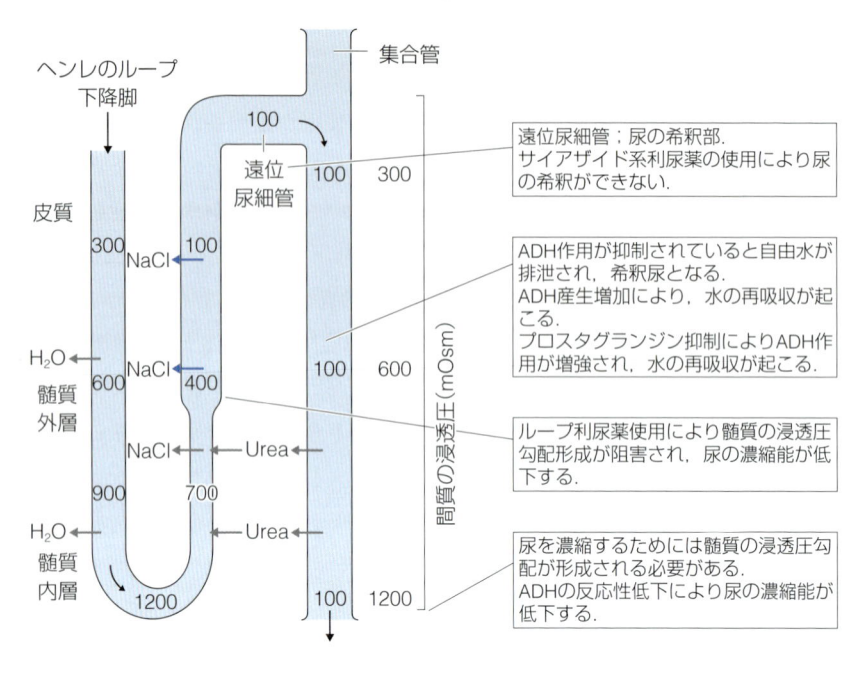

図3-4 腎における尿の濃縮と希釈

腎髄質の浸透圧勾配形成と遠位尿細管における尿の希釈および集合管におけるADH作用が尿の濃縮と希釈に関与する。図は健常人において、ADHが抑制されたときの尿細管腔の浸透圧を示す。

　高齢者ではプロスタグランジン産生抑制により尿希釈能が低下し，自由水の排泄が低下するとともに，水負荷時に自由水が排泄されるまでの時間も延長するために，水分摂取過剰により低ナトリウム血症を来しやすいとされている[7]．したがって，非ステロイド性抗炎症薬（NSAIDs）を併用することにより低ナトリウム血症を来しやすい．

　高齢者の低ナトリウム血症における新しい疾患概念として，鉱質コルチコイド反応性低ナトリウム血症（mineralcorticoid responsive hyponatremia of the elderly；MRHE）が提唱されている[8]．高齢者ではRA系の低下によりナトリウム保持機構が失われ，代償的にADHの分泌が亢進するのがMRHEの病態である．抗利尿ホルモン不適合分泌症候群（SIADH）に症状は似ているが，MRHE

では体液量はやや減少しており，水分制限により細胞外液量低下が顕在化して血圧が低下することがあるために注意を要する．治療としてはフルドロコルチゾンを考慮する．なお，代償的にADHの分泌が亢進した病態では，食欲不振や過剰な塩分制限により，自由水の排泄がさらに低下し，低ナトリウム血症が進行することがあるので注意する．

ここがポイント！

- RA系阻害薬の併用などにより腎機能障害や高カリウム血症のリスクが増大する．
- 高カルシウム血症の発症には，細胞外液量低下や腎機能障害が隠れていることが多い．
- 高齢者では，細胞内液量の減少と筋肉量の減少により低カリウム血症を来しやすい．
- RA系の低下している高齢者はナトリウム保持機構が失われ，低ナトリウム血症も来しやすい．

文献

1) 日本高血圧学会高血圧治療ガイドライン作成委員会 編：高血圧治療ガイドライン 2014. Available at：〈https://www.jpnsh.jp/data/jsh2014/jsh2014v1_1.pdf〉
2) Knight EL, et al：Predictors of decreased renal function in patients with heart failure during angiotensin-converting enzyme inhibitor therapy：results from the studies of left ventricular dysfunction (SOLVD). Am Heart J, 138：849-855, 1999.
3) Abuelo JG, et al：Normotensive ischemic acute renal failure. N Engl J Med, 357：797-805, 2007.
4) Navaneethan SD, et al：Aldosterone antagonists for preventing the progression of chronic kidney disease：a systematic review and meta-analysis. Clin J Am Soc Nephrol, 4：542-551, 2009.
5) Parving HH, et al：Cardiorenal end points in a trial of aliskiren for type 2 diabetes. N Engl J Med, 367：2204-2213, 2012.
6) Makani H, et al：Efficacy and safety of dual blockade of the renin-angiotensin system：meta-analysis of randomised trials. BMJ, 346：f360, 2013.
7) Clark BA, et al：Increased susceptibility to thiazide-induced hyponatremia in the elderly. J Am Soc Nephrol, 5：1106-1111, 1994.
8) Ishikawa S, et al：Close association of urinary excretion of aquaporin-2 with appropriate and inappropriate arginine vasopressin-dependent antidiuresis in hyponatremia in elderly subjects. J Clin Endocrinol Metab, 86：1665-1671, 2001.

（猪阪善隆）

5　慢性閉塞性肺疾患（COPD）

　団塊の世代に多かった喫煙者が高齢者の仲間入りをして，既喫煙，現喫煙高齢者は増加している．喫煙の肺への有害作用の多くは蓄積性，その結果生ずる肺機能障害の多くは喫煙開始から20〜40年後に顕在化する．大雑把に言えば，肺癌は喫煙開始後20年以降に死亡率が上昇し，タバコ煙で肺が破壊される慢性閉塞性肺疾患（chronic obstructive pulmonary disease；COPD）は，喫煙開始後40年以降に死亡率が増加する．つまり，喫煙による肺へのnegative impact（負の影響）は，高齢者になって初めて出現する．このタイムラグによって，多くの患者は60歳を超えるまではヘビースモーカーであっても，喫煙の悪影響を実感せず，禁煙できない一因となる．特に，COPDは慢性進行性疾患のlife-long diseaseであり，明らかな息切れを自覚しないまま日常生活動作を制限し，高齢者のADL低下，身体活動性を悪化させて，医療費の増大に結びつく．また，COPDは肺炎死亡の大きな要因であり，肺炎発症後の回復が遅延し，介護度を上昇させる要因となる．

　近年，COPDの薬剤が多数開発され，選択肢が増えると同時に，多くの混乱も生じている．ここでは，COPDへの薬剤処方の考え方とその整理の仕方を中心に述べる．

COPDの治療の基本と薬物療法の特殊性

　日本呼吸器学会の『COPD診断と治療のためのガイドライン』[1]では，安定期のCOPDの管理において，閉塞性障害の程度（1秒量：FEV 1.0の低下）による病期の進行度だけでなく，症状の程度や増悪の頻度を加味した重症度を総合的に判断した上で，治療法を段階的に増強していくことが推奨されている（図3-5）．

5 慢性閉塞性肺疾患（COPD）

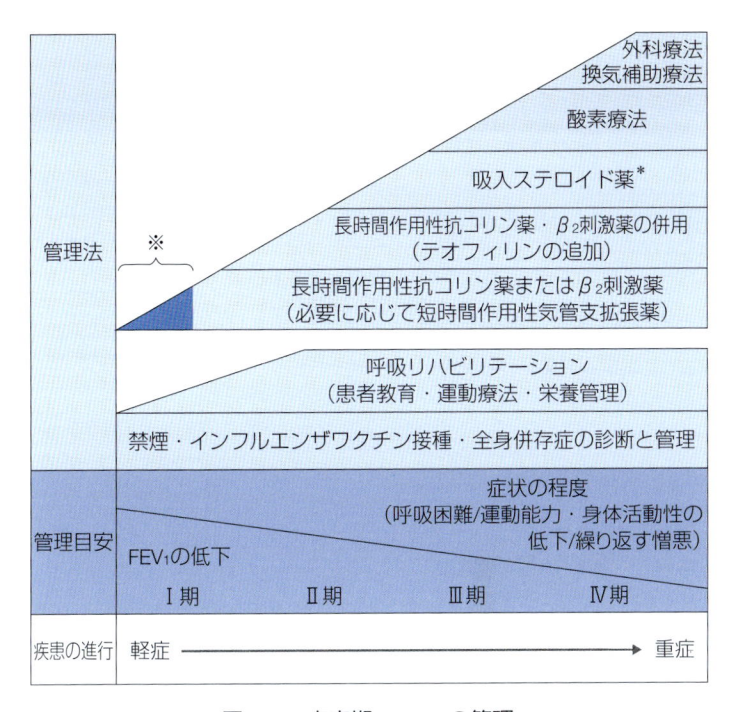

図 3-5 安定期 COPD の管理
重症度は FEV₁ の低下だけではなく，症状の程度や増悪の頻度を加味し，重症度を総合的に判断した上で治療法を選択する．
＊：増悪を繰り返す症例には，長時間作用性気管支拡張薬に加えて吸入ステロイド薬や喀痰調整薬の追加を考慮する．
※：軽症の段階での管理が極めて重要である．明らかな症状が認められる前に治療を開始するべきである．

（文献 1 より改変）

　世界的な診療ガイドライン（GOLD）においても，病期の進行とともに治療に厚みをつけることが推奨されているが，重要な違いとして，日本のガイドラインでは軽症な段階から治療することを勧めている．非薬物療法としての禁煙やインフルエンザワクチン接種，呼吸リハビリテーションを実施しながら，COPD と診断された全ての患者が薬物治療されるべきと提案している．
　薬物療法は，通常は吸入の気管支拡張薬が中心となる（**表 3-9**）．この吸入薬は全身吸収が無視し得るほど少ないため，いわゆる薬物相互作用を考慮する必要がほとんどない．具体的には，COPD に対して吸入 β 刺激薬〔特に，β₂ 受容

表 3-9 吸入薬の種類とデバイス

a LABA, ICS, LABA/ICS

吸入デバイス	LABA	ICS	LABA/ICS
ディスカス®	サルメテロール（セレベント®）	フルチカゾン（フルタイド®）	サルメテロール/フルチカゾン（アドエア®）
タービュヘイラー®	ホルモテロール（オーキシス®）	ブデソニド（パルミコート®）	ホルモテロール/ブデソニド（シムビコート®）
インヘラー	──	シクレソニド（オルベスコ®）	──
ブリーズヘラー®	インダカテロール（オンブレス®）	──	──
エアロゾル	──	ベクロメタゾン（キュバール™）	ホルモテロール/フルチカゾン（フルティフォーム®） サルメテロール/フルチカゾン（アドエア®）
エリプタ®	──	──	ビランテロール/フルチカゾン（レルベア®）

b LAMA, LAMA/LABA

吸入デバイス	LAMA	LAMA/LABA
ブリーズヘラー®	グリコピロニウム（シーブリ®）	グリコピロニウム/インダカテロール（ウルティブロ®）
エリプタ®	ウメクリジニウム（エンクラッセ®）	ウメクリジニウム/ビランテロール（アノーロ®）
ハンディヘラー®	チオトロピウム（スピリーバ®）	──
レスピマット®	チオトロピウム（スピリーバ®）	チオトロピウム/オロダテロール（スピオルト®）
ジェヌエア®	アクリジニウム（エクリラ®）	──

＊SABA, SAMA は省略

体に親和性の高い β_2 選択的作動性気管支拡張薬（SABA, LABA）〕を気管内投与しながら，心不全治療として β_1 受容体遮断薬を経口投与することは，理にかなった治療であり，相反する拮抗治療ではない．

　このCOPD薬物療法の特殊性として，気管支拡張薬では吸入薬，経口薬，貼付薬があり，気管支拡張効果については，吸入薬が最も優れている．また，気道炎症がCOPDの病態の本態であるという基本理念のもとに抗炎症薬治療が

行われており，この場合は副腎皮質ホルモン製剤を中心に，吸入薬，経口薬，注射薬がある．

非薬物療法の重要性

　現在の COPD 治療における薬物療法の中心は，長時間作用性抗コリン薬（LAMA）であるが，この LAMA の効果は，禁煙を上回らないことが推定されている．少なくとも短時間作用性抗コリン薬（SAMA）であるイプラトロピウム（アトロベント®）を長期使用した成績では，現喫煙者では肺機能の低下を抑制することができず，禁煙が肺機能を有意に改善することに貢献した．喫煙が，酸化ストレスなどを介してインターロイキン 6（IL-6）などを誘導することで炎症が悪化するため，何歳であっても，まずは禁煙することが重要である．

　栄養療法は確立したものはないが，COPD では，やせ（るいそう）が進行し，息切れを回避するために動けなくなり，サルコペニア，無動という悪循環をたどるので，禁煙しつつ，栄養改善を目指すことが極めて重要である．

　また，インフルエンザワクチンと肺炎球菌ワクチンも，急性増悪予防，肺炎予防のために必須であり，接種が望ましい．

COPD の薬物療法の戦略と吸入指導の重要性

　薬物としては，吸入薬，貼付薬，経口薬があるが，可能な限り吸入薬を選択して，その効果を最大限にするように努力することが大切である．貼付薬，経口薬は補助的に用いる薬剤である．

　吸入薬は，LAMA を第一選択として，高齢者でも吸入しやすいミスト製剤であるスピリーバ®レスピマット®（チオトロピウム）を選択する．前立腺肥大，緑内障がある場合は注意を要するが，上記のように全身吸収される量は限りなく少ないため，薬理作用を発揮することはないと考えてよい．したがって，吸入薬である LAMA は高齢者において最も安全な薬剤の一つである．本当に残念な話であるが，LAMA に限らず SAMA を含めて吸入抗コリン薬を前立腺肥大症に禁忌にしている国は日本だけである．全て世界基準がよいわけではないが，薬剤のカテゴリーごとの副作用という単純化は賢明なやり方ではない．た

だし，すでに尿閉である場合は，長時間作用性 β_2 刺激薬（LABA）を選択する．また，閉塞隅角緑内障が診断されている場合も LABA を選択する．また，一部の患者は口渇を訴えるので，その場合も，嚥下困難を生じないような対策を講ずる必要がある．

1 LAMA と吸気流速

現在，日本で使用可能な LAMA には，チオトロピウム，グリコピロニウム，アクリジニウムなどがあるが，4 年以上の確実な臨床成績を有しているのは，チオトロピウムだけであるので，最初は迷わずチオトロピウムを選択する[2]．この LAMA のクラスエフェクトとしての気管支拡張効果は，ある程度確実なものであるが，ムスカリン受容体にはサブタイプがあり，そのブロッカーとしての遮断能力も同一ではない．また，薬剤の気道内到達は個人差が大きい．

そこで，吸入薬の効果について，呼吸機能検査や COPD アセスメントテスト（CAT）などの質問票で QOL 評価を行い，効果が不十分である場合に，まずは吸入薬が適切に使用できているかどうかを確認する．同じ薬剤でも，在宅で吸入介助を行ったところ，気管支拡張薬の効果が 2 倍になった症例も報告されており，吸入薬が処方されることと吸入薬が効果を発揮することとは異なることを十分に認識する必要がある（図 3-6）[3]．

また，吸気力や吸気の仕方は高齢者ほど個人差が大きいので，最も適切な薬剤の粒子径（ドライパウダー，ミストなど）も異なる．その結果，吸入デバイスとの相性も異なるので，チオトロピウムについてもミストで開始し，うまくいかない場合は，ハンディヘラー®へのデバイス変更を検討してみる．さらに，ブリーズヘラー®のグリコピロニウム（シーブリ®）やジェヌエア®のアクリジニウム（エクリラ®）などに変更してみる．つまり，LAMA が効果不十分という判定ではなく，デバイスを含めた相性まで考慮した治療が求められる．

2 LABA と吸入デバイス

これらを試しても効果不十分な場合に，LABA を併用する．この場合も，1 日 1 回でよいインダカテロール（オンブレス®）と 1 日 2 回のホルモテロール（オーキシス®）とでは効果も相性も異なる．インダカテロールは，日本での承認用量は 150 µg であるが，フランスでは 300 µg が使用可能であり，米国では

5 慢性閉塞性肺疾患（COPD）

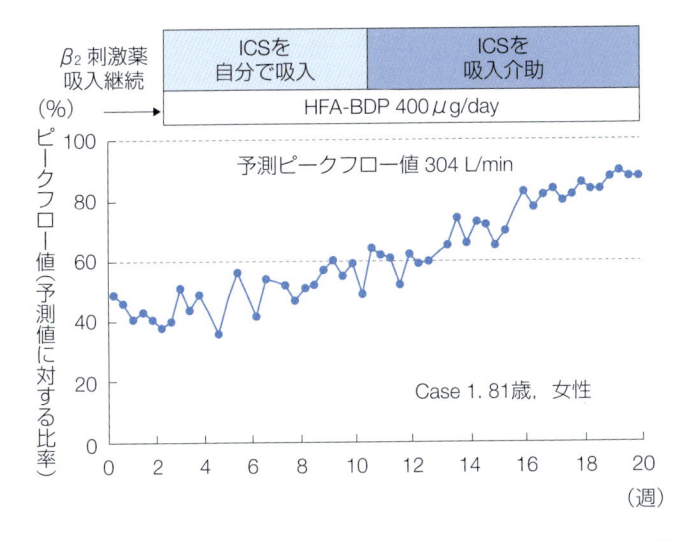

図3-6 在宅で吸入を介助者が手伝った結果，肺機能が改善した例
（文献3より引用，改変）

75 μg が承認されている．そこで，EBM を検討する場合，試験結果だけではなく，薬剤投与量についても把握しておかないと日本人の成績に外挿できない可能性がある．ホルモテロールは，タービュヘイラー® というデバイスであり，カプセルなどを充填する必要はなく，簡便な可能性もある．さらに，1日2回の吸入が必要ということは，途中で効果が切れる可能性がある一方で，立ち上がりが早いという特徴がある．

3 貼付剤の可能性

これらの吸入で十分効果が得られない場合に，日本では β 刺激薬の貼付薬を使用する方法が確立している．海外では，貼付薬という文化が乏しいため研究成果は限定されるが，日本では汎用されている．特に就寝前に貼付することで，夜間の呼吸状態が改善し，その効果が持続している早朝に LAMA を吸入することで，より確実な相加効果が得られる可能性がある．また，特筆すべきは，貼付薬の高いアドヒアランスであり，治療の効果の確実性は高い．この事実をもって，一層吸入指導の重要性が問われている（図3-7)[4]．β 刺激薬の経口薬もあるが，現状では，その目的はどうしても吸入ができない患者に限定される．

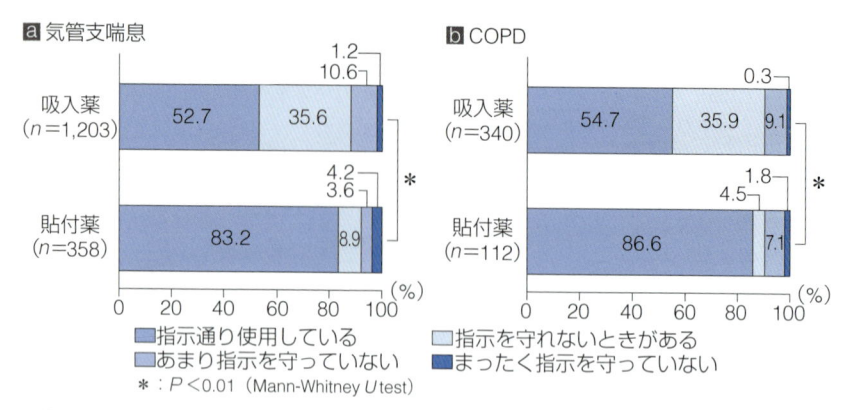

第3章 個々の疾患に対する処方整理の考え方

a 気管支喘息

吸入薬 (n=1,203)	52.7	35.6	10.6	1.2
貼付薬 (n=358)	83.2	8.9	3.6	4.2

b COPD

吸入薬 (n=340)	54.7	35.9	9.1	0.3
貼付薬 (n=112)	86.6	7.1	4.5	1.8

■ 指示通り使用している　□ 指示を守れないときがある
■ あまり指示を守っていない　■ まったく指示を守っていない
＊：$P<0.01$ (Mann-Whitney U test)

図 3-7　COPD，喘息患者における気管支拡張薬のアドヒアランス調査の結果

(文献 4 より引用，改変)

COPD の抗炎症治療

　気道炎症が COPD の病態として重要であるため，抗炎症を目指した治療が検討される．現在使用可能な抗炎症薬は，副腎皮質ステロイド，メチルキサンチン，PDE4 阻害薬などである．

　メチルキサンチンは，血中濃度を測定して 10〜20 μg/mL を達成することで気管支拡張作用を有するが，その効果は吸入薬に比べると小さく，高齢者に気管支拡張薬として用いるのは積極的には勧められない．しかし，低用量テオフィリン 5 μg/mL 前後では，気道の抗炎症作用があることが知られており，後述する吸入ステロイド薬（ICS）がカバーしない好中球性炎症にも働く点で捨てがたい薬剤である[5]．しかし，薬剤処方数が多い患者では，吸入薬を優先して，経口薬数を減らすために中止すべきである．一方で，無呼吸の抑制効果などもあるため，高齢者の COPD と睡眠時無呼吸のオーバーラップ症候群の症例では，使用を検討する価値がある．

　抗炎症薬として最も注目されているのが，ICS である．好酸球性炎症に対する有効性は明らかであり，気管支喘息や気管支喘息-COPD オーバーラップ症候群（ACOS）では重要な基本管理薬である．しかし，好中球性炎症には原則として効果がないため，日本人の COPD で喀痰中に好酸球がみられないような症例では使用は勧められない．臨床的に重要な点として，ICS 単独では COPD

には保険適用がない．しかし，β刺激薬と併用すると，ICSが気道のβ受容体数増加に寄与し，β刺激薬がステロイドの核内移行性を改善して両者の作用に有利に作用するため，ICS/LABAは気道の炎症を抑制し，急性増悪を予防することが期待されており，COPDの治療薬として認められている．ICS/LABAが長期予後の影響に貢献するとするTORCH試験は重要であるが，日本人のデータとは一致しない点も多く，そのまま成績を外挿してICS/LABAを積極的に使用する必要はない[6]．

あくまで喘息的な要素をもつCOPDについて使用を検討すべきであり，急性増悪の頻度などを参考に，経過が良好であればICS/LABAで開始して，ICSを中止することも検討すべきである．なぜならICSでは，肺炎罹患頻度が上昇するリスクを完全には否定できないからである．3剤だから1剤より優れているとは限らないことを認識しておく必要がある．

その他，カルボシステインなどの喀痰調整薬や，慢性気道炎症を伴う場合にはマクロライド系抗菌薬の長期内服が行われることがある．

COPD患者で使われる配合剤の進歩と今後の問題点

喘鳴などがない患者では，COPDと診断したらLAMAを試み，症状をみながらLABAを追加する（表3-10）．このとき，効果不十分の場合はLAMAとLABAのクラスエフェクトとともに，デバイスや吸入手技を確認して，本当に薬剤の効果が不十分なのかを確認する．その上で，LAMA/LABAの併用がよいと確信できたなら，LAMA/LABA配合剤を処方する．高齢者で問題となる多剤処方における薬剤総数が減るだけではなく，薬剤費も減少する．

表3-10 COPD患者の薬剤数に配慮した治療戦略

1) LAMAで開始してLABAを追加する
2) 効果不十分のときは，LAMA，LABAのデバイス，薬剤の変更を試みる
3) 吸入の実際を確認し，吸入指導を行うと同時に吸入介助などの方法を模索する
4) 吸入指導とは，薬剤のハンドリングを教えるだけでなく，吸入のメリットを説明し，吸入に対する意欲を持たせることが最も大切である
5) LAMA，LABA併用で安定している患者では，LAMA/LABA配合剤への変更を検討する（ただし，LAMA，LABA併用と両剤の配合剤が同じ効果を発揮するわけではない可能性も考慮する）

しかし，このLAMA/LABA配合剤は，LAMAとLABAの単剤同士の併用と同じでないことをよく知っておく必要がある．

1 LAMA／LABA 配合剤の問題点

　LAMA/LABA配合剤には，二つの問題がある．一つは，配合剤はそれぞれの単剤が1＋1で配合されていない場合があり，どちらか一方の薬剤量が減少している場合がある．例えば，LAMA単剤製品であるオンブレス®のインダカテロール含量は150 μgであるが，インダカテロールとグリコピロリウムのLAMA/LABA配合剤であるウルティブロ®になると，インダカテロールは110 μgの含量で設計されている．つまり，それぞれの単剤を吸入した場合に比べて，単純に薬剤投与総量は減少しており，効果が減少する可能性は否定できない．もう一つは，配合剤では，2種類（3種類）の薬剤成分がほぼ同時に気管内に到達することになる．もちろん作用機序が異なるため，同時投与で受容体占拠率が変化するというような問題は生じないが，同時に投与された薬剤が，一つひとつの薬剤を順番に吸入した場合とまったく同じ効果を発揮するのかは不明である．古典的な研究として，短時間作用性抗コリン薬（SABA）吸入後にSAMAを吸入した場合の方が，SAMA吸入後にSABAを吸収するよりも効果が大きいとする成績がある[7]．つまり，配合剤で2成分を同時吸入するよりも，それぞれの成分を順番に吸入した方が，より効果が得られる症例が存在する可能性がある．また，現状では，長期成績がないため，2～3年以上継続投与した場合に，作用減弱が起こるかどうかは確証がない．一方で，高齢者の吸入手技の習得度が低い現実を考えると，2剤では，吸入順序を順守できない可能性が高く，1剤目吸入後に2剤目を忘れる可能性，1回はうまく吸えるが2回目はうまくいかないなど，処方する吸入薬が増えるほど混乱が広がる可能性がある．これらの点から，2剤を1つの配合剤にすることで，吸入の確実度が改善する可能性がある．

　しかし，少なくとも現時点でLAMA/LABA配合剤が2種類あり，今後も多くの配合剤が上市される予定であることから，LAMA/LABAについてもクラスエフェクトだけではなく，デバイスを複数試して，最も適した剤形を選べる時代が来たと言えるだろう．

2 吸入ステロイド薬（ICS）の使い方

　吸入ステロイド薬（ICS）のみの使用はないが，長時間作用性β刺激薬＋吸入ステロイド薬配合剤（LABA/ICS）を第一選択として使用する余地は残っている（図3-8）．この場合は，病状を把握しながら，喘息への移行がないかに注意し，いわゆる喘息-COPDオーバーラップ症候群（ACOS）であれば，ICSを含んだ適切な量の薬剤を定期的に吸入するように指導する．反対に，喘鳴の改善，咳痰症状の改善，一酸化窒素（NO）の低下，喀痰中好酸球の低下・消失，末梢血の好酸球の減少などを総合的に評価し，喘息の病態は要素が非常によくコントロールできている場合は，ICSの減量，ステップダウンを検討する．少なくとも急性増悪について，ICSを中止しても急速な増加はみられないことが知られている．

　症例によっては，LAMA，LABA，ICSのすべてを必要とする症例があり，このtriple therapyを個々の吸入薬に分けて3回で行うことは，高齢者では難しい．そこで，LAMAとLABA/ICS配合剤を選択して1回に多くとも2薬剤の吸入で対応する場合が多い．組み合わせとしては，LAMA/LABA配合剤にICSを加える方法もあるが，前述のとおり，ICS単独ではCOPDの保険適用がないため，理にはかなっていない．

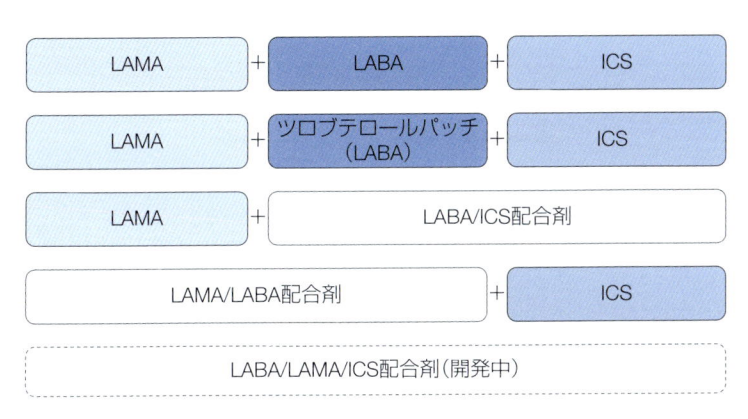

図3-8　さまざまなtriple therapyの組み合わせ

3 配合剤重複の問題点

　今後の問題は，この配合剤の乱立による配合剤同士を複数処方する間違いの増加である．商品名で処方すると，どの薬剤の組み合わせなのかという意識が低下するため，COPDに効果が高い薬剤2剤を良かれと思って処方した結果，LABAが二重に投与されて頻脈になった，低カリウム血症になった，というような症例を経験する（図3-9）．また，貼付薬で徐放性のSABAが投与されているのに，さらにLABA/ICSが2吸入されている症例もある．

　これからは，吸入薬処方にあたっては，商品名だけでなくLAMA，LABA，ICSがどの程度含まれた薬剤であるかを必ず確認し，使用すべきである．また，これら全てを配合した3剤の配合剤の開発が進んでいるが，この場合も，3剤がベストとして使い続けるのではなく，ICSを減量してもよいかを検討しながら，可能であれば，ICSを中止してLAMA/LABA配合剤で減量できないか，可能性を探る試みが必要である．最小の薬剤で最大の効果を目指し，かつ副作用が少なく，肺炎などの合併症が発症しにくい組み合わせを，年齢や吸入能力を把握しながら検討し続けることが大切である．

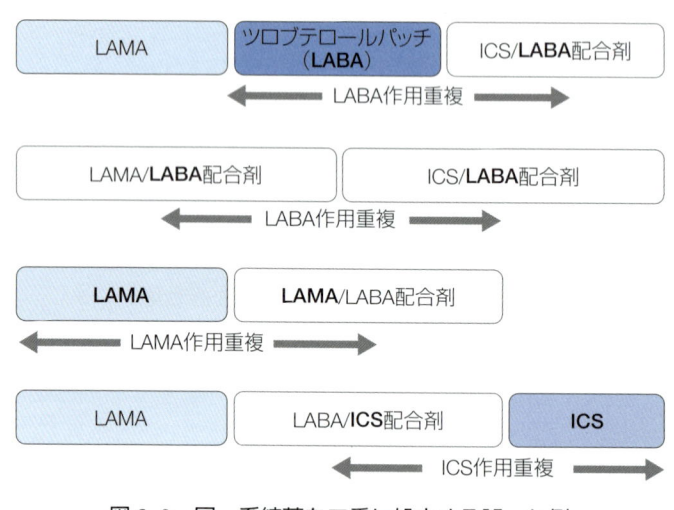

図3-9　同一系統薬を二重に処方する誤った例

WISDOM 試験が示した吸入薬の減量,ステップダウンの可能性

　COPDは,少ない薬剤から始めて,病態に応じて薬剤併用を増やすことがガイドライン上では勧められてきたが,この常識に一石を投ずる研究成果(WISDOM試験)が発表された[8].この試験では,当初6週間にわたりチオトロピウム,サルタノール,フルチカゾンのtriple therapyを行い,その後,①triple therapyを行う群と,②12週かけてフルチカゾンを減量した群とに分けて,初回増悪までの期間をアウトカムとして比較した.結果,初回増悪までの期間はICSを減量中止しても増加せず,triple therapyからdouble therapyへのステップダウンの可能性を示している.COPDは症状も病態も極めてヘテロな集団であるので,ましてや高齢者であれば,画一的な治療戦略では十分な対処ができない.したがって,少ない薬剤数でも3剤療法と同等の効果を発揮する可能性があることを考えながら臨床に取り組むべきことを,本試験は示唆している.ただし,ICSの中止基準は具体的に示されていないため,前述のように症状や呼気NO濃度などを総合的に判定しながら検討する必要がある.

高齢者COPDにおける吸入療法の問題点

　高齢者吸入療法は,高齢者特有の多くの問題点が指摘されている.吸入療法は呼吸器疾患に特有のものであり,吸入によって気道に直接作用するため,肺疾患では,病気が生じている場所に直接薬剤を供給する理にかなった方法である.しかし,逆にいえば,吸入薬を使用しても,薬理作用を有する化学物質が気道の病変部位まで到達,供給されなければ,何度吸入動作を反復しても何の効果も得られない.高齢者は難聴,視力低下,手の変形,筋力(握力)の低下,指の押す力の弱さ,などによる吸入デバイスの操作障害リスクが高い.認知機能の低下,独居などで吸入自体の理解不足,吸入デバイス操作不能なども珍しくない.さらに,下顎の不安定性,歯牙欠損,オーラルジスキネジアによる口加え障害,吸気開始時のタイミングが合わない,このタイミングを含めて吸気力自体が弱いなどの問題も起こり得る.また,他の薬剤に比して,高齢になって人生で初めて吸入薬を処方されている場合が多く,過去の使用経験がないた

め，高齢者の人生の経験値が活かされない．

　経口薬以上に吸入薬はアドヒアランスが低いと考えて，反復して服薬指導，吸入指導を行う必要がある．この際，介護者にも付き添ってもらって一緒に吸入指導を行うべきである．

処方整理の実際例

症例 適切な薬剤に変更し，薬剤数が減少して効果が増した76歳，男性

● **来院までの経緯**　COPDで治療中．X年10月より，慢性咳嗽を主訴に受診．咳喘息の診断で，ICS/LABA吸入配合剤（アドエア®）を投与される．軽度改善するも，労作時の息切れが継続した．そこで，主治医は，アドエア®を継続したまま，インダカテロール（オンブレス®）を追加処方した．その後，息切れ，咳・痰症状は改善を示したが，心悸亢進症状がみられ，体動後にかえって息切れが増悪した．そこで，主治医より心合併症，特に狭心症などが懸念され，X＋1年に当院を紹介受診した．この時点まで，呼吸機能検査は行われていなかった．

● **治療の経過**　入院後施行した心臓カテーテル検査，冠動脈造影では，異常は認めなかったが，入院中の24時間心電図モニターによって，しばしば，洞性頻拍を認めた．当初，循環器内科に入院したが，重症な心疾患が否定され，呼吸器内科への転科となった．この時点で，吸入薬としてLABAが重複投与されていることに気付き，アドエア®のみの処方に切り替えた．

　その後，動悸症状はみられなくなったが，今度は運動後ではなく，運動時の息切れが悪化した．この時点で肺機能検査を行ったところ，FEV_1 0.88 L（予測値の29.3％）でGOLD分類stage IIIと診断された．咳喘息ではないため，ICS/LABA吸入配合剤を中止し，LAMA単剤を始めたところ，FEV_1 1.06 L（予測値の35.1％）で，息切れ，咳，痰症状も改善し，2剤ではなく1剤の吸入薬処方で症状が改善し，副作用も消失して退院となった．入院時は，6分間歩行距離は240 mで，息切れと心悸亢進で運動中止にいたったが，退院時には，6分間終了時に息切れは生じたが動悸による中断はなく，310 mまで歩行距離が延長した．

COPDでは，LAMAが気管支拡張作用が最も大きく，LAMA単剤で十分な効果を発揮する症例が多い．しかし，喘息の治療と同様にICS/LABAが処方される場合があり，この場合，変更には注意を要する．

本症例は，喘息にはICS/LABA，COPDにはLABAという単純な発想で，両薬剤が併用され，副作用が前面に出た症例であった．薬剤の種類が違ったとはいえ，LABAが重複していることに気付かれていなかった．ICS/LABAを中止し，LAMAを加えたことで，効果が増加した．

症例　LABA重複により低カリウム血症が生じた75歳，男性

●来院までの経緯　60歳から発症した気管支喘息のために，喘鳴がみられ，近医で継続的に治療されており，70歳を過ぎた頃より，ICS/LABA配合剤（シムビコート®）に変更され，症状はほぼ消失した．73歳時に，インフルエンザAを介して，再度喘鳴が悪化し，シムビコート®のスマート療法（症状の程度によって，吸入回数を4〜8回まで自分で調節）を行った．しかし，運動時の息切れが悪化したことから，COPDの合併が疑われ，喘息-COPDオーバーラップ症候群（ACOS）の診断で，チオトロピウム（スピリーバ®）が追加されたが，改善が不十分のため，LAMA/LABA（ウルティブロ®）に変更された．

その後，息切れは一時的に改善したが，心悸亢進と低カリウム血症が持続した．やはり，狭心症の疑いで当院循環器内科医に紹介受診した．この時点でβ遮断薬は処方されていなかった．

●治療の経過　入院後，閉塞性換気障害を確認し，経口ステロイド20 mg/日の内服を開始し，シムビコート®は朝夕2吸入ずつで固定し，レスピマット®製剤によるスピリーバ®を再開した．症状は継時的に安定したため，ステロイドを5 mg/日まで減少して退院となった．ステロイド全身投与にもかかわらず，その後は低カリウム血症の悪化はなかった．また，動悸，心悸亢進は消失した．

LABA単独でも低カリウム血症が生ずる可能性が指摘されているが，実臨床で経験することはまれである．本症例では，ICS/LABAが吸入されている状態

にLABAが追加されて，低カリウム血症を来した．喘息の管理は必要だが，過量のLABA投与は危険であり，注意を要する．

　人口の高齢化に伴い，少なくとも今後30年はCOPD患者の増加が予想される[9]．特にCOPD患者では，息切れが生じないように代償するため，身体活動性が低下する．その結果，行動範囲の狭域化，歩行数の減少，食欲の低下，筋力の低下，サルコペニアという肺由来の悪液質に陥る．今後の超高齢社会で最も重要な高齢者フレイル（frailty）の潜在的な原因である．そこで，高齢者COPDを積極的に診断し，治療介入を開始する必要がある．吸入薬による治療は配合禁忌がなく，多剤併用の弊害が最も低い治療法である．ただし，吸入薬は複数の成分を含有する配合剤が急速に進歩しており，同一作用を発揮する薬剤の二重処方が増加している．高齢者については，常に最小の薬剤で最大の効果を得る努力を継続する必要がある．また，吸入デバイスに対応できるように，丁寧な吸入指導を繰り返し行うことが極めて重要である．

ここがポイント！

- 吸入薬は全身吸収がないので，原則として薬物相互作用，配合禁忌を心配する必要がない．
- 吸入薬を最大限に活用し，経口薬を減らすことで，薬剤数を減らすことが可能である．
- 吸入処方薬剤数を減らすために吸入配合剤の使用を考慮する（経済的負担が軽減する可能性がある）．
- 最小の薬剤で最大の効果が得られるように処方を工夫する．
- 今後は吸入薬のステップダウンも考慮される時代になる．

文献

1) 日本呼吸器学会 編:COPD診断と治療のためのガイドライン, 第4版, メディカルレビュー社, 2013.
2) Tashkin DP, et al : A 4-year trial of tiotropium in chronic obstructive pulmonary disease. N Engl J Med, 359:1543-1554, 2008.
3) Matsunaga K, et al : Two cases of asthma in handicapped elderly persons in which assisted inhalation therapy was effective. Allergol Int, 55:347-351, 2006.
4) Tamura G, et al : Adherence to treatment by patients with asthma or COPD : comparison between inhaled drugs and transdermal patch. Respir Med, 101:1895-1902, 2007.
5) Barnes PJ : Theophylline : new perspectives for an old drug. Am J Respir Crit Care Med, 167:813-818, 2003.
6) Calverley PM, et al : Salmeterol and fluticasone propionate and survival in chronic obstructive pulmonary disease. N Engl J Med, 356:775-789, 2007.
7) Gross NJ, et al : Role of the parasympathetic system in airway obstruction due to emphysema. N Engl J Med, 311:421-425, 1984.
8) Magnussen H, et al : Withdrawal of Inhaled Glucocorticoids and Exacerbation of COPD. N Engl J Med, 371:1285-1294, 2014.
9) Teramoto S, et al : Global burden of COPD in Japan and Asia. Lancet, 362:1764-1765, 2003.

〔寺本信嗣〕

6 糖尿病

　厚生労働省の平成 24 年「国民健康・栄養調査」の結果によると，「糖尿病が強く疑われる者」（HbA1c≧6.5％または糖尿病と診断されたことがあり，現在治療を行っている者）の人数は約 950 万人（男性 15.2％，女性 8.7％）と推測されている．そのうち約 6 割が 65 歳以上の高齢者であり，今後も増えていくと予想されている．高齢者糖尿病の特徴として，一般的に罹病期間が長いため合併症が顕在化することが多いことが挙げられる．三大合併症といわれる神経障害・腎症・網膜症に伴う QOL の低下は，老化による ADL 低下にさらに拍車をかける．また，突然発症する脳梗塞や心筋梗塞といった大血管障害により，本人はもちろん家族を含む周囲環境に大きな変化を与えることも臨床上よく遭遇する．

　糖尿病の慢性合併症，高血圧，脂質異常症などに加えて，高齢糖尿病患者では認知症，うつ，不眠症，骨粗鬆症，フレイル・サルコペニアといった老年症候群を合併することが多く，必然的に多剤併用に陥りやすい．高齢者糖尿病の治療において，認知症の存在は大きな障害となるが，ポリファーマシーは低血糖のリスクであり[1]，また低血糖は認知症のリスクでもある．

高齢糖尿病患者の薬物療法における留意点

　高齢者で注意すべき糖尿病治療薬とその根拠については，『高齢者の安全な薬物療法ガイドライン 2015』に示されている（表 3-11）[2]．dipeptidyl peptidase-4（DPP-4）阻害薬以外の全ての内服薬には高齢者において注意すべき点がある．スルホニル尿素（SU）薬とインスリンは，特に低血糖を起こしやすく要注意である．glucagon-like peptide-1（GLP-1）製剤は注射薬である点と，食欲減退からサルコペニアのリスクになり得る点に留意する．

表 3-11　高齢者において注意すべき糖尿病薬一覧

薬剤 (クラスまたは一般名)	主な副作用・理由	推奨される使用法	エビデンスの質と推奨度
SU薬	低血糖とそれが遷延するリスク	可能であれば使用を控える．代替薬としてDPP-4阻害薬を考慮	エビデンスの質；中 推奨度；強
ビグアナイド薬	低血糖，乳酸アシドーシス，下痢	可能であれば使用を控える．高齢者に対して，メトホルミン以外は禁忌	エビデンスの質；低 推奨度；弱
チアゾリジン薬	骨粗鬆症・骨折(女性)，心不全	心不全患者，心不全既往者には使用しない．高齢者では，少量から開始し，慎重に投与する	エビデンスの質；高 推奨度；強
α-グルコシダーゼ阻害薬	下痢，便秘，放屁，腹満感	腸閉塞などの重篤な副作用に注意する	エビデンスの質；中 推奨度；弱
SGLT2阻害薬	重症低血糖，脱水，尿路・器性感染症のリスク	可能な限り使用せず，使用する場合は慎重に投与する	エビデンスの質；低 推奨度；強
スライディングスケールによるインスリン投与	低血糖のリスクが高い	高血糖性昏睡を含む急性病態を除き，可能な限り使用を控える	エビデンスの質；中 推奨度；強

(文献2より引用)

　高齢者糖尿病の薬物療法における留意点として，特に以下の2点が重要である．

①重症低血糖を極力避ける
②包括的な機能評価を行い，個々の患者に合った適切な血糖管理目標を立てる

　高齢糖尿病患者が重症低血糖を来すと生命を脅かす昏睡となることはもちろんであるが，認知症リスク，心血管イベントのリスクを増大させることとなる．また，低血糖に起因した転倒，骨折のリスクもあるため，高齢者糖尿病患者において低血糖の回避は最重要事項である．

　国際糖尿病連合(IDF)は高齢者糖尿病の血糖コントロール目標を高齢者の機能によって層別化して設定している(**表 3-12**)[3]．機能的に自立しているかどうかを判断するために，comprehensive geriatric assessment (CGA)を実施し，患者が有する以下に示す生活機能障害を多角的包括的に評価する必要がある[4]．

表3-12　IDFが推奨する高齢者糖尿病の血糖コントロール目標

カテゴリー1：機能的に自立している場合	HbA1c 7.0〜7.5%
カテゴリー2：機能的に自立していない場合	HbA1c 7.0〜8.0%
・サブカテゴリー2-A：虚弱により自立していない場合	HbA1c 7.0〜8.5%
・サブカテゴリー2-B：認知症により自立していない場合	HbA1c 7.0〜8.5%
カテゴリー3：終末期の場合	症状のある高血糖を避ける

（文献3より引用）

①移動障害：体位変換や歩行ができなくなる
②動作不安定：起立歩行が安定せず，転倒の危険性が高い
③失禁：周囲環境を汚染する
④認知機能障害：短期記憶障害から進行し認知症へとつながる

　合併症予防のためにHbA1c（NGSP）を7%前半にすることを目標としつつ，より高い値でのコントロールを許容としている．すなわち，合併症予防を目的としたコントロールの重要性をあらためて認識するとともに，低血糖による致死的合併症に対する危険性を回避することへの重要性が示されている．高齢者糖尿病においては，HbA1cが6.0%未満ではかえって死亡率が上昇し[5]，高齢者ほど低血糖の危険性は高い[6]という報告もあり，厳格な血糖コントロールが必要ではないケースも多い．

糖尿病治療薬において，高齢者で特に注意する点

　糖尿病治療薬にはさまざまな種類があるが，高齢者で注意する点について述べる[2,7]．
　まず，SU薬のうちアセトヘキサミド，クロルプロパミドおよびグリベンクラミドの投与は避けるべきである．その他SU薬の使用もきわめて慎重になるべきである．使用する場合も少量から開始することが望ましい（例：グリメピリドであれば0.5 mg/日から開始）．
　メトホルミンについては高齢者においては慎重投与となっている．これは加齢とともに腎機能低下が出現してくること，それに伴い乳酸アシドーシスの危険性が伴ってくることに起因する．特に75歳以上の高齢者では慎重な判断が必

要であり，原則として新規患者への投与は推奨されていない．

そのほか，チアゾリジン系薬剤では副作用に体液貯留や骨密度に関する影響があり，最近発売され注目を浴びているナトリウム・グルコース共役輸送体2（SGLT2）阻害薬も浸透圧利尿による脱水，それに伴う脳虚血性疾患の合併が懸念されている．チアゾリジン系薬剤においては，ピオグリタゾン 7.5 mg/日と添付文書上より少量で開始することが望ましいと考える．

薬剤を併用する際の注意事項として，特に DPP-4 阻害薬と SU 薬の併用に関しては日本糖尿病学会において以下の recommendation が出されている[6]．

DPP-4 阻害薬と SU 薬の併用時には SU 薬を減量する：
・グリメピリド：2 mg/日以下
・グリベンクラミド：1.25 mg/日以下
・グリクラジド：40 mg/日以下

また，その他薬剤では，非定型抗精神病薬を投与することで糖尿病を悪化させることがあり，慎重投与が求められる．特にオランザピン，クエチアピンは禁忌であり，糖尿病性ケトアシドーシスに至った症例も報告されているため[2,8]，注意が必要である．

ポリファーマシーに対するアプローチ

1 投与薬剤を再考する

再考する際のポイントを以下に挙げる．

①高齢者の薬物療法の原則である 3S〔small（少量），short（短期間），simple（簡潔）〕を念頭に置く
②高齢者にとって安全性の高い薬剤を用いる
③必要性と優先順位を吟味する．エビデンスは妥当か，やみくもに対症療法を続けていないか，薬物療法以外の手段はないか，などを再考する
④コントロールの指標は妥当かを再考する

前述したとおり，高齢糖尿病患者においては管理目標を緩和する．その結果として，低血糖の回避，薬剤数の減量を達成することができる．また，ポリ

ファーマシーを避けるためにエビデンスの低い薬剤，対症療法のための薬剤を減量，中止する．

このような背景から一般的に高齢者糖尿病では使用できる薬剤が限定されてくるため，ポリファーマシーとするよりも，よりシンプルなものにならざるを得ない．しかし，加齢とともに耐糖能は低下してくるため，経口血糖降下薬のみでコントロール不十分の際はインスリンに頼らざるを得なくなることが多々ある．前述したように，インスリンを使用する際はCGAを実施し，管理可能かどうか見極める必要がある．

高齢者糖尿病の血糖コントロールには低血糖リスクの少ない治療法が好まれるため，DPP-4阻害薬やα-グルコシダーゼ阻害薬，持効型インスリンなどがよい適用と考えられる．これらを組み合わせた basal supported oral therapy（BOT）は非常に有益な治療法と言える．これだけで食後高血糖の是正が不十分の際は，持効型インスリンに短時間作用型GLP-1受容体作動薬を併用した basal supported prandial GLP-1 RA therapy（BPT）も検討される．しかし，GLP-1受容体作動薬には副作用として消化器症状が出現することが多く，また，本来であれば利点である体重減少効果も高齢者の場合では体組成変化につながる可能性があるため，その適用には十分な配慮が必要である．

2 アドヒアランスを改善する

以下の方法を用い，アドヒアランスの改善を目指すこともポリファーマシーにおいて非常に重要である．

> ①服薬数を少なくする：力価の強い薬剤への変更，合剤
> ②服薬方法の簡便化：服薬回数を減らし，タイミングを簡略化する（例：3回食後内服→朝食後内服に統一），毎食直前といった内服薬を省く
> ③剤形の工夫：OD錠，貼付剤の選択
> ④一包化：（緩下薬，睡眠薬などは別途処方）
> ⑤服薬カレンダー，ピルケースの活用
> ⑥家族，介護者，薬局などによる残薬のチェック

アドヒアランスの改善において合剤の使用は効果的である．糖尿病領域においては，メトホルミンとピオグリタゾンの合剤などが開発されている．その中

でもミチグリニド/ボグリボース配合錠は低血糖を起こしにくい薬剤であり，使用しやすいと考える．

また，前述したとおり BOT の活用も有用である．一般的には高齢糖尿病患者ではインスリンの自己注射が困難になってくる例が増えてくる．しかし，BOT は 1 日 1 回の注射で済むため，介助者の存在があれば導入は比較的容易である．結果として，使用薬剤を大幅に減らせる可能性があり，インスリンを上手に使用することで，アドヒアランス向上に寄与する可能性がある．なお，GLP-1 受容体作動薬には週 1 回投与の徐放製剤があり，従来からのエキセナチド徐放製剤のほか，最近はオートインジェクターを採用したデュラグルチドも上市された．同じく，週 1 回投与の DPP-4 阻害薬であるトレラグリプチン，オマリグリプチンも発売され，これらを活用することにより服薬アドヒアランスの向上に寄与する可能性がある[9]．

薬剤整理の実践例

症例 治療を簡略化し，副作用のリスクを軽減できた 83 歳，女性

● 来院までの経緯　詳細な糖尿病歴は不明．インスリン治療歴はなく，グリメピリド 3 mg/日，ピオグリタゾン 15 mg/日，メトホルミン 500 mg/日が近医にて処方されていた．X 年 4 月に肺炎で当院呼吸器内科入院となり，退院後，外来にて経過をみていた．8 月外来受診時に HbA1c（NGSP）8.1% を認めたため，血糖コントロール目的に当科紹介となり，9 月に入院となった．

● 受診時　身体所見上，全身状態良好であり特記すべき事項はない．明らかな認知症は認めないが，自己での投薬管理は難しい．併存疾患として脂質異常症，高血圧，骨粗鬆症がある．糖尿病の家族歴は詳細不明．

本症例の治療を考える上でのポイントは，①83 歳であり高齢，②投薬自己管理は難しい，③高用量の SU 薬の使用，④高齢でのビグアナイド系薬剤の使用，⑤骨粗鬆症の併存，である．

まず，低血糖予防目的としてグリメピリドは 1 mg/日に減量した．年齢や呼

吸器疾患の既往もあるためビグアナイド系の継続使用は好ましくないと考え中止とした．薬剤中止に伴う血糖上昇を抑えるためにビルダグリプチン 100 mg/日を開始したが，食後高血糖を是正できず，強化インスリン療法（intensive insulin therapy；IIT）の適用となった．IIT でコントロールは良好であったが，自己でのインスリン管理はできず，退院後は治療継続が難しい症例であった．自宅では家族が朝のみインスリン投与可能とのことであったため，超速効型インスリンとビルダグリプチンを中止し，リキシセナチドを開始して IIT から BPT に変更した．リキシセナチド投与後は血糖コントロール良好となり退院となった．退院後は朝に家族が持効型インスリンとリキシセナチドを投与し，ピオグリタゾン，グリメピリドの内服を見届けるよう指導した．

　本症例は，治療を簡略化できた上で，グリメピリドによる低血糖やビグアナイド系の乳酸アシドーシスの懸念を減らすことができた 1 例である．

　高齢者糖尿病を治療するに当たり，まずは患者自身やその社会背景を適切に理解することが内服治療の方針決定には重要である．高齢者の薬物療法は 3S が大原則であることを念頭に置き，3S の達成を目指して薬剤を選択していくことが望まれる[10]．また，低血糖発作は急性心疾患，認知症，転倒・骨折，昏睡といった患者の QOL を著しく下げる病態への入り口となる可能性があるため，低血糖リスクを回避することが最重要事項と考えられる．

ここがポイント！

- 高齢糖尿病患者は，糖尿病合併症と老年症候群が相まって，必然的にポリファーマシー（polypharmacy）に陥りやすい．
- 高齢者におけるポリファーマシーは，副作用，有害事象の増加を伴うが，高齢者糖尿病治療においては，特に重症低血糖の回避が重要である．個人に合わせたコントロール目標の設定と，よりリスクの低い治療法を選択していくことが肝要である．
- 生物学的個体差の大きい高齢者の糖尿病を治療するに当たり，画一的な治療は現実的ではなく，高齢者総合機能評価（CGA）などを活用した全人的なアプローチが求められる．

文 献

1) Shorr RI, et al：Incidence and risk factors for serious hypoglycemia in older persons using insulin or sulfonylureas. Arch Intern Med, 157：1681-1686, 1997.
2) 日本老年医学会 編：高齢者の安全な薬物療法ガイドライン2015．pp112-116，メジカルビュー社，2015.
3) International Diabetes Federation：Global guideline for managing older people with type 2 diabetes, pp32-34, 2012.
4) 小澤利男：高齢者の生活機能障害の評価．In：日本老年医学会 編，老年医学テキスト，第3版，pp209-212，メジカルビュー社，2008.
5) Huang ES, et al：Glycemic control, complications, and death in older diabetic patients. Diabetes Care, 34：1329-1336, 2011.
6) Zammitt NN, et al：Hypoglycemia in type 2 diabetes：pathophysiology, frequency, and effects of different treatment modalities. Diabetes Care, 28：2948-2961, 2005.
7) 日本糖尿病学会 インクレチン（GLP-1受容体作動薬とDPP-4阻害薬）の適正使用に関する委員会：インクレチンとSU薬の適正使用について，2011．Avaiable at：〈http://www.nittokyo.or.jp/kinkyu_incretin110929m.html〉
8) 高野真理子ほか：クエチアピンにより発症した糖尿病性ケトアシドーシスの1例．糖尿病，51：519-522，2008.
9) 丸山聡子ほか：持効型エキセナチドの週1回皮下注により血糖コントロールが可能となった認知症合併高齢糖尿病患者の1例．日老医誌，51：375-380，2014.
10) 森本茂人：高齢者の薬物処方上の留意点．In：日本老年医学会 編，老年医学テキスト，第3版，pp179-187，メジカルビュー社，2008.

（山田　択，長谷部正紀，水野有三）

7 前立腺肥大症・過活動膀胱

　わが国では急激に高齢化が進み，平成24年（2012年）度の総人口に占める65歳以上人口の割合は24.1％となっており，その半数は75歳以上の後期高齢者が占めている[1]．今後もその傾向は続き，それに伴い頻尿や尿失禁などの排尿障害の罹患率は加齢と共に増加することが予想される．特に前立腺肥大症（benign prostatic hyperplasia；BPH）や過活動膀胱（overactive bladder；OAB）といった排尿障害は年齢と共に有病率が増加する症状で，BPHの有病率はわが国におけるcommunity-based studyの結果において40代2％，50代2％，60代6％，70代12％と，加齢に従って増加が認められる[2]．また，OABにおいては，60歳以上で13.8％に上ると報告されており[3]，高齢者の診療において珍しいものではない．高齢者では多剤処方が問題となっており，薬物治療を選択する上で重要な問題となっている．ここでは，高齢者の排尿障害に対する薬物治療の注意点に関して述べる．

高齢者の排尿障害の特徴

　高齢者では併存疾患が多数あり，すでに多剤処方となっている場合が多い．また，現状の生活習慣（運動，飲水量など）や加齢に伴う睡眠障害，併存疾患も排尿障害の要因となっている．排尿障害を誘発する薬剤としては，抗コリン作用を有する薬剤が多く，抗パーキンソン病薬や向精神病薬，鎮痙薬，吸入コリン薬などが挙げられ，服薬状況や既往歴などの詳細な問診が重要となってくる．
　また，男性の排尿障害はBPHに起因することが多く，通常尿勢の低下に伴い，頻尿や尿意切迫感が引き起こされる．女性ではOABに加え尿失禁の割合が多いが，子宮がんなどの術後や骨盤臓器脱の一部では排出障害を伴う場合もある．診療に際してはこれらを念頭に治療を開始する必要がある．

排尿障害の評価方法

　日常診療ではまず，国際前立腺症状スコア（IPSS）や過活動膀胱スコア（OABSS），排尿記録（**図 3-10**）による排尿症状の問診，腹部超音波による前立腺体積，残尿量の測定を行い，その重症度を評価する．前立腺体積，残尿量の測定は経腹的に可能で，容易に測定できる．また尿検査や画像検査による尿路感染症や尿路結石などの鑑別も重要である．

　排尿記録は排尿の回数だけでなく，飲水量，夜間尿量の評価に有効である．排尿記録は3日記録すれば必要十分である[4]．夜間尿量が1日尿量の33％を超えるような症例では夜間多尿であり，飲水量の評価，心血管疾患，慢性腎臓病，

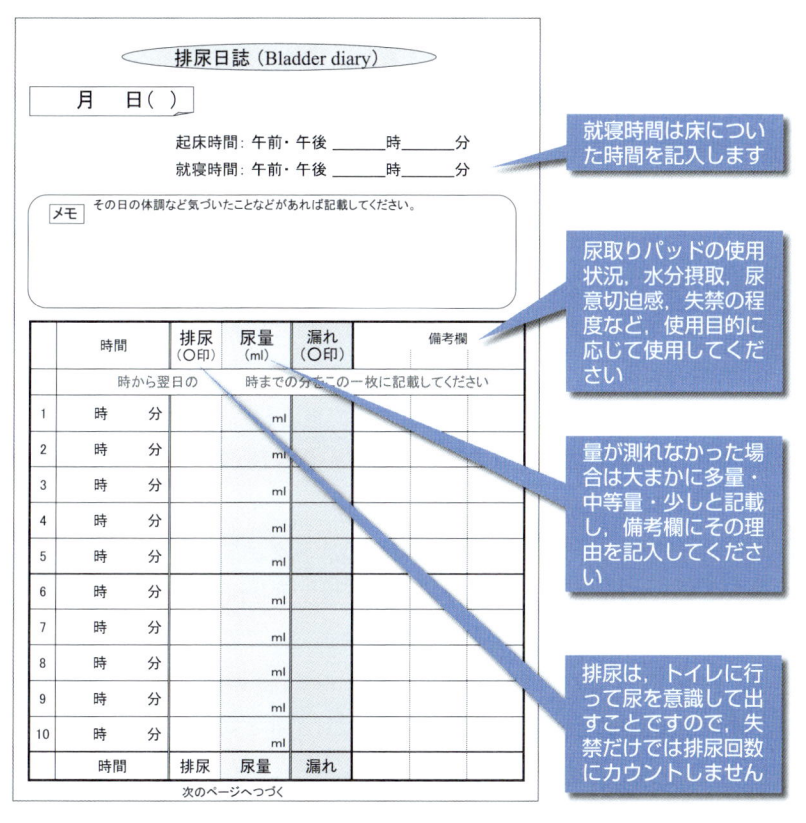

図 3-10　排尿記録

（日本排尿機能学会ウェブサイトより転載）

糖尿病, 尿崩症などの検討が必要と考えられる[5, 6]．

前立腺肥大症に対する治療

　BPHに対しては受容体サブタイプ選択的α_1アドレナリン受容体遮断薬（以下, α_1遮断薬）が使用される. α_1遮断薬は前立腺平滑筋のα_1受容体に作用し, その弛緩を促すことで尿流量を増加させるが, その副作用として起立性低血圧やめまいなどの循環器系の副作用や射精障害が指摘されている. 現在使用される薬剤は「シロドシン」（ユリーフ®）,「ナフトピジル」（フリバス®）,「タムスロシン」（ハルナール®など）の3剤であるが, これらの薬剤は前立腺への選択性が高く, 従来の受容体サブタイプ非選択的α受容体遮断薬（ウラピジルなど）と比較して循環器系の副作用を回避し, 高齢者に対しても比較的安全に使用が可能であり[7], 第一選択薬として使用される.

　α_1遮断薬で効果不十分の場合は5α還元酵素阻害薬である「デュタステリド」（アボルブ®）を考慮する. デュタステリドはジヒドロテストステロンに変換する5α還元酵素を阻害することにより, 前立腺体積を縮小し, 下部尿路症状を軽減, 尿勢を改善する効果がある. デュタステリドは肝機能障害や, 4%程度に性機能低下が起こる[8]. またPSA値も約50%低下するため, 使用前に有害事象の説明が必要で, 定期的な血液検査での評価が必要である. 抗アンドロゲン薬である「クロルマジノン酢酸エステル」（プロスタール®）の有害事象報告はデュタステリドと同等であり, 比較的安全に使用できるという印象がある. しかし, その有効性, 安全性に関しては少数での検討がなされている程度であり, また心不全や血栓症, 糖尿病に注意が必要である.

　ホスホジエステラーゼ（PDE）5阻害薬の「タダラフィル」（ザルティア®）はNOを介した血管拡張作用・平滑筋弛緩作用により血流を改善させ, それに伴い自覚症状を有意に改善することが期待できる. このことからOAB症状の改善にも効果が期待されている. タダラフィル5 mgの副作用はプラセボと同等で, またα_1遮断薬との併用でも有害事象は対照群と同等であった[9]. このようにタダラフィルは安全性が高い薬剤であるが, 高齢者に対する効果・安全性は現在検証中である. 特に, 亜硝酸薬を服用している患者では血圧低下を生じるため禁忌である. また, その効果は比較的長期の服用が必要と考えられてい

る．その他植物製剤や漢方薬などもあるが，安全性は高いものの，その有効性は不透明であり，安易な処方は薬剤数の増加につながる可能性がある．

蓄尿症状（頻尿，過活動膀胱，尿失禁）に対する治療

　排尿障害のうち頻尿や切迫性尿失禁などの蓄尿障害は，患者 QOL を著しく損なう．高齢者では蓄尿障害が存在し，多くの症例で尿意切迫感を伴うことが多い．OAB に対してはムスカリン受容体拮抗薬を使用することが多いが，高齢者ではコリン分泌能が低下しており，副作用が顕在化しやすい．ムスカリン受容体拮抗薬の有効性は用量依存性に上昇するが，同時に副作用の頻度も上昇する．最も多い有害事象は口内乾燥であるが，他に便秘の頻度が高い．またオキシブチニンでは中枢神経系への影響が示唆される[10]．特に，男性では尿閉の発生に注意が必要である．最近発売されている薬剤は膀胱選択性が高く，これらの副作用が軽減されている．

　近年「コハク酸ソリフェナシン」（ベシケア®），「酒石酸トルテロジン」（デトルシトール®），「フェソテロジンフマル酸塩」（トビエース®），「イミダフェナシン」（ウリトス®，ステーブラ®）が新規のムスカリン受容体拮抗薬として使用可能である．このため高齢者に対しては，それら薬剤の使用が推奨される．実際，高齢者を対象とした検討では，フェソテロジンでは若年者と同等の副作用，有効性が期待でき，認知機能などへの影響が認められなかった[11,12]．対して経口オキシブチニンは，口乾燥や便秘などの副作用の発現率が高く，中枢神経系への影響が問題視されている[13]．しかし，ゲル剤にすることで有害事象が減少したと報告されている．わが国では最近，貼付型オキシブチニン（ネオキシ®テープ）が発売されている．皮膚から薬剤を吸収することで肝臓での代謝産物が減少し副作用が軽減すると考えられ，また貼付剤は服薬数が多い症例や内服困難な症例に対しては選択の一つとなり得る[14]．今後さらに認知機能や副作用に関しての評価が期待される．

　β_3遮断薬であるミラベグロン（ベタニス®）も過活動膀胱治療薬として近年発売された薬剤である．ミラベグロンはムスカリン受容体拮抗薬と同等の効果が期待でき，かつ副作用も軽微であると報告されている[15]．高齢者や男性患者にも安全な使用が期待でき，OAB に対する新たな治療として期待できる．しか

し，頻脈などの心血管系の副作用の可能性があるため，心電図などによる不整脈の評価や抗不整脈薬の有無の確認が必要である．

排尿障害に対する外科治療

男性の場合はBPHがOABの要因となっている場合も多い．前立腺や排尿状況を十分評価し手術療法を選択することで排尿症状の改善，薬剤の減量や離脱が期待できる．現在BPHに対する外科的治療は内視鏡下に行われ，レーザー治療の普及により，より低侵襲に施行が可能となっている．われわれは経尿道的レーザー前立腺核出術（HoLEP）により膀胱血流が増加し，蓄尿症状が改善することを報告している[16]．従来の手術法より入院期間の短縮や輸血率の低下が示されている[17, 18]．近年導入されたグリーンライトレーザーによる蒸散術では抗凝固薬を服用したままでの手術も可能と報告されており[19]，高齢者でも比較的安全に治療を行うことが可能となっている．

症例 前立腺肥大症および過活動膀胱の75歳，男性

- **受診時** 夜間頻尿3回，尿意切迫感あり，過去に他のムスカリン受容体拮抗薬で尿閉の既往あり．検査値として前立腺体積74 g，残尿量80 mL．糖尿病でインスリン自己注射，脂質異常症の合併症あり．
- **処方例** シロドシン8 mg/日（朝夕），デュタステリド0.5 mg/日（朝），イミダフェナシン0.2 mg/日（朝夕），牛車腎気丸7.5 g/日（毎食前）
- **治療の経過** 前立腺肥大症に対して経尿道的レーザー前立腺核出術施行．手術後尿意切迫感があり，便秘や口内乾燥も認めたためミラベグロンを開始した．4ヵ月間ミラベグロン50 mg/日で内服したところ，尿意切迫感は消失し，夜間排尿回数も1回と減少している．その後ミラベグロンも中止したが，排尿症状の増悪なし．

前立腺肥大症に対して上記の処方がされていたが，排尿症状の改善は乏しかった．ウロダイナミックスタディによる膀胱および尿流量検査では下部尿路閉塞の所見が明らかであったため，手術による症状の改善が見込まれた．

このため，前立腺肥大症に対して経尿道的レーザー前立腺核出術施行，手術では前立腺の腺腫を約60g核出した．術後は4日目に退院した．退院後尿意切迫感があり，便秘や口内乾燥も認めたためムスカリン受容体拮抗薬の使用は難しいと考え，ミラベグロンを開始した．ミラベグロン50 mg/日を4ヵ月間内服したところ尿意切迫感は消失し，夜間排尿回数も1回と減少している．その後ミラベグロンも中止したが，排尿症状の増悪なく経過している．

以上，排尿障害の薬物治療について，特に高齢者に対する使用方法を，症例を提示し解説した．排尿障害は高齢者に多い疾患であり，副作用や他疾患との関連など，十分留意して使用することが望ましい．特に男性の排尿障害ではα_1遮断薬が基本薬剤となること，過活動膀胱ではムスカリン受容体拮抗薬がキードラッグであるが，多剤との相互作用，副作用への注意が必要であることを説明した．難治例に対しては専門医の評価が必要と考えられる．

ここがポイント！

- 排尿障害の状況は問診票を使用し，評価を行う．
- 前立腺肥大症ではα_1遮断薬が第一選択薬である．
- 過活動膀胱に対してムスカリン受容体拮抗薬が使用されるが，有害事象の発言に注意が必要である．特にオキシブチニンは中枢神経系への影響が示唆されており注意が必要である．
- ミラベグロンはムスカリン受容体拮抗薬の代替薬として使用が期待される．
- 前立腺肥大症では手術療法で排尿症状が治癒もしくは減薬が可能な場合もあり，専門医へのコンサルテーションが有効である．

文献

1) 内閣府：平成25年版版高齢社会白書，2013. Available at：〈http://www8.cao.go.jp/kourei/whitepaper/w-2013/zenbun/25pdf_index.html〉
2) Tsukamoto T, et al：Prevalence of prostatism in Japanese men in a community-based study with comparison to a similar American study. J Urol, 154：391-395, 1995.
3) 本間之夫：排尿に関する疫学的研究．日排尿機能誌，14：266-277, 2003.
4) Homma Y, et al：Voiding and incontinence frequencies：variability of diary data and required

diary length. Neurourol Urodyn, 21：204-209, 2002.
5) Homma Y, et al：Nocturia in the adult：classification on the basis of largest voided volume and nocturnal urine production. J Urol, 163：777-781, 2000.
6) 日本排尿機能学会夜間頻尿診療ガイドライン作成委員会：夜間頻尿診療ガイドライン．ブラックウェルパブリッシング，2009.
7) Wilt TJ, et al：WITHDRAWN：Terazosin for benign prostatic hyperplasia. The Cochrane database of systematic reviews, 9：CD003851, 2011.
8) Roehrborn CG, et al：Efficacy and safety of dutasteride in the four-year treatment of men with benign prostatic hyperplasia. Urology, 63：709-715, 2004.
9) Goldfischer E, et al：Hemodynamic effects of once-daily tadalafil in men with signs and symptoms of benign prostatic hyperplasia on concomitant $α_1$-adrenergic antagonist therapy：results of a multicenter randomized, double-blind, placebo-controlled trial. Urology, 79：875-882, 2012.
10) Buser N, et al：Efficacy and Adverse Events of Antimuscarinics for Treating Overactive Bladder：Network Meta-analyses. Eur Urol, 62：1040-1060, 2012.
11) Kraus SR, et al：Efficacy and tolerability of fesoterodine in older and younger subjects with overactive bladder. Urology, 76：1350-1357, 2010.
12) Wagg A, et al：Long-term safety, tolerability and efficacy of flexible-dose fesoterodine in elderly patients with overactive bladder：open-label extension of the SOFIA trial. Neurourol Urodyn, 33：106-114, 2014.
13) Paquette A, et al：Systematic review and meta-analysis：do clinical trials testing antimuscarinic agents for overactive bladder adequately measure central nervous system adverse events? J Am Geriatr Soc, 59：1332-1339, 2011.
14) Staskin DR, et al：Efficacy and safety of oxybutynin chloride topical gel for overactive bladder：a randomized, double-blind, placebo controlled, multicenter study. J Urol, 181：1764-1772, 2009. (doi：10.1016/j.juro.2008.11.125.)
15) Saito K, et al：The Impact of Increased Bladder Blood Flow on Storage Symptoms after Holmium Laser Enucleation of the Prostate. PLoS One, 10：e0129111, 2015.
16) Khullar V, et al：Efficacy and tolerability of mirabegron, a $β$ (3)-adrenoceptor agonist, in patients with overactive bladder：results from a randomised European-Australian phase 3 trial. Eur Urol, 63：283-295, 2013.
17) Ahyai SA, et al：Holmium laser enucleation versus transurethral resection of the prostate：3-year follow-up results of a randomized clinical trial. Eur Urol, 52：1456-1463, 2007.
18) Skolarikos A, et al：Eighteen-month results of a randomized prospective study comparing transurethral photoselective vaporization with transvesical open enucleation for prostatic adenomas greater than 80 cc. J Endourol, 22：2333-2340, 2008.
19) 堀 靖英ほか：抗凝固療法施行症例に対する光選択式前立腺蒸散術（PVP）の臨床成績．泌尿紀要，54：651-656, 2008.

（青木裕章，堀江重郎）

8　便秘・GERD

　便秘や胃食道逆流症（gastroesophageal reflux disease；GERD）は加齢に伴い頻度が上昇する症候である（**図 3-11，図 3-12**）[1]．共に生命の危機に関わる疾患ではないが，症状のコントロールがうまくいかないと生活の質（QOL）を低下させる．症状誘発の背景には，食生活や生活習慣の乱れ，合併疾患の治療薬が原因となることもある．

　比較的有害作用が少なく，安全性が高いと考えられている便秘や GERD 治療薬ではあるが，他剤との併用により有害作用が発生することもあるため，ここでは改めてこれらの薬剤の使用法，処方整理の考え方について述べる．

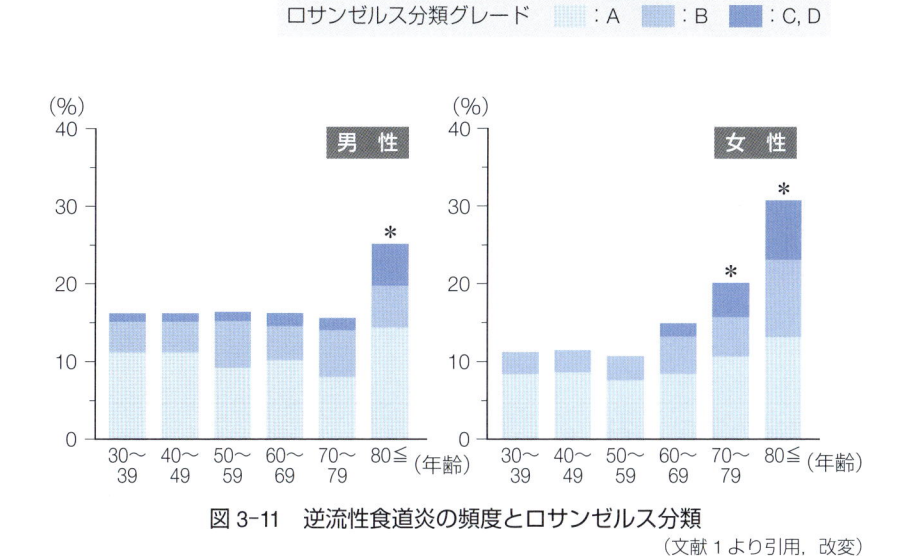

図 3-11　逆流性食道炎の頻度とロサンゼルス分類

（文献 1 より引用，改変）

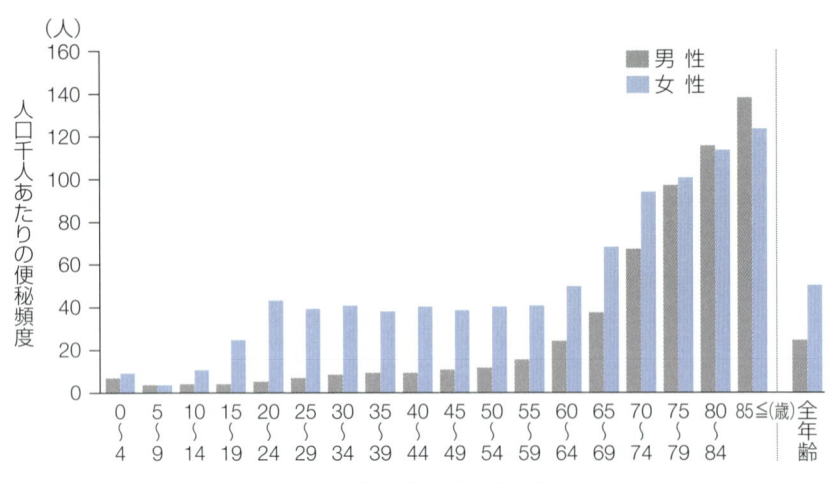

図 3-12 年齢別慢性便秘の頻度
（厚生労働省：平成 22 年国民生活基礎調査より作成）

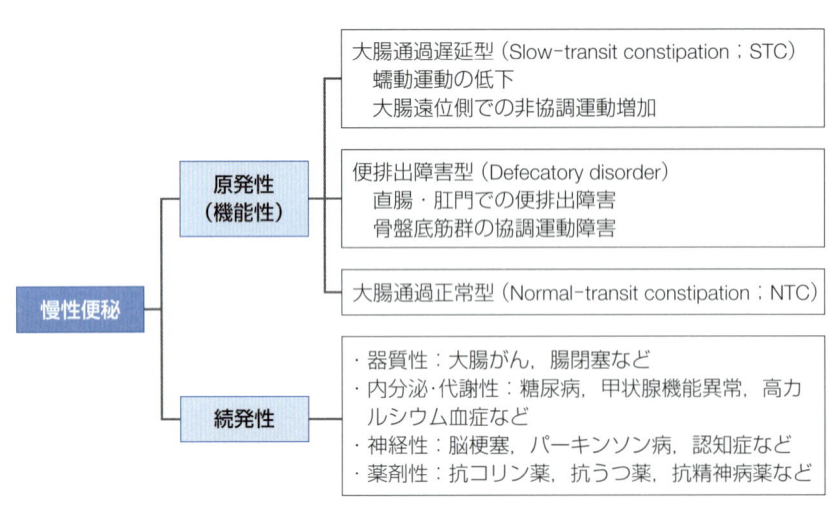

図 3-13 慢性便秘の分類

慢性便秘
- 原発性（機能性）
  - 大腸通過遅延型（Slow-transit constipation；STC）
    蠕動運動の低下
    大腸遠位側での非協調運動増加
  - 便排出障害型（Defecatory disorder）
    直腸・肛門での便排出障害
    骨盤底筋群の協調運動障害
  - 大腸通過正常型（Normal-transit constipation；NTC）
- 続発性
  - 器質性：大腸がん，腸閉塞など
  - 内分泌・代謝性：糖尿病，甲状腺機能異常，高カルシウム血症など
  - 神経性：脳梗塞，パーキンソン病，認知症など
  - 薬剤性：抗コリン薬，抗うつ薬，抗精神病薬など

高齢者の便秘の特徴

慢性便秘は，原発性便秘と続発性便秘に分けられる（**図 3-13**）．

高齢者では加齢に伴う腸管運動機能の低下や生理機能の変化，フレイルが関

表 3-13 慢性便秘の原因となる加齢に伴う変化

生理機能の変化	①筋層間神経叢ニューロン数の減少および直接刺激に対する反応性の低下 → 筋層間神経叢の機能障害へ
	②左側結腸へのコラーゲン沈着の増加 → 結腸直腸の弾性コンプライアンスや運動障害
	③結腸の輪走筋層への抑制神経刺激伝達の低下 → 分節性運動協調の欠如
	④60歳を超えると血清エンドルフィンの腸管受容体への結合が増加 → 腸蠕動運動抑制
運動機能の変化	⑤安静時および最大肛門括約筋圧の減少 → 高齢女性の会陰下降に関与する外陰神経障害・筋肉量や筋収縮性の低下
	⑥最大絞扼圧の減少と直腸壁弾性の喪失
	⑦排便時の直腸肛門角開大力の低下と過度の会陰下降
	⑧加齢に伴う内肛門括約筋の線維脂肪変性や肥厚
食事・生活・社会的な変化	⑨身体活動や摂食量の低下 → 腸内容の減少 → 腸管壁への物理的拡張・刺激の低下，局所血流の低下
	⑩高齢者のライフサイクルと心理的要因 → 少ない食事量，繊維分の少ない食事内容，水分摂取量の低下，便意の抑制
	⑪介護施設などへの入所や病院への入院
	⑫習慣的な浣腸や下剤の乱用
併存疾患	⑬内分泌・代謝疾患（糖尿病，甲状腺機能低下症，低カリウム血症，高カルシウム血症など）
	⑭腎不全，膠原病（皮膚筋炎，多発筋炎など）
	⑮脳血管障害，神経・精神疾患（パーキンソン病，認知症，うつなど）
薬剤	⑯併存疾患に対する治療薬が便秘の原因となるもの → 表 3-14 参照

(文献2より引用，改変)

与する身体全体の筋力の低下，食生活の変化（摂食量の低下・繊維成分摂取の低下あるいは過剰・飲水量の低下など），運動量の低下などの加齢に伴う身体変化が便秘の原因となる（**表 3-13**）．これらの加齢変化は腸管弛緩に伴う大腸通過時間遅延による便秘や，便が直腸まで達していても便をなかなか排出できないという便排出障害による便秘の原因となる[2]．さらに高齢者では親しい人との別離・孤独感による抑うつなどの心理的要因，介護施設への入所など生活環境の変化といった社会的要因も機能性便秘の誘因となる．

一方，高齢者に担がん患者や腹部や婦人科の手術を受けたという患者も多い．高齢者の便秘の訴えの原因が大腸がんであったり，術後の腸閉塞であったりすることもまれではない．これらは至急に処置を必要とする疾患であり，診

断を間違えば生命の危機に関わることになる．したがって，高齢者の「便が出ない」という訴えを単に便秘と即断して下剤を処方するのではなく，まずこれらの器質的疾患を除外した上で，慢性便秘の診断や治療を行うことが大切である．

　高齢者では糖尿病や甲状腺機能低下症，脳血管障害，パーキンソン病といった併存疾患も多く，このような疾患も便秘の原因となる．疾患に伴う腸管運動機能の低下が関与していると考えられる．

　さらに高齢者は併存疾患に対して処方されている治療薬も多い．中でも抗コリン薬や抗うつ薬，抗パーキンソン病薬，抗精神病薬などさまざまな薬剤が便秘の原因となる[3]．このような薬剤性便秘ではまず原因となる治療薬を中止する，あるいはより便秘を来す可能性の低い代替薬に変更する．そのような薬剤がない場合は生活習慣や食生活の見直し，必要に応じて習慣性の少ない緩下剤を併用することになる．便秘の原因となる薬剤とそのメカニズムを**表3-14**[4]に示す．

慢性便秘の治療

　慢性便秘の治療の基本は，生活習慣・食習慣を整え，その人なりの排便習慣を作ることである．朝食をしっかり取って，腸を動かし，便意を感じたらタイミングを逃さずトイレに行き，排便しやすい体位（ロダンの"考える人"のような膝を持ち上げ前屈みの姿勢をとること）[5]をとり，すっきり排便することが大切である．毎日排便があることにこだわる必要はない．

　それでもうまく排便できないときに下剤を使用する．主な便秘治療薬には膨張性下剤（カルメロース，カンテン），浸透圧下剤（酸化マグネシウム，ラクツロース），刺激性下剤（センナ，ダイオウ，ピコスルファートナトリウム），クロライドチャネル・アクチベーター（ルビプロストン），配合剤であるジオクチルソジウムスルホサクシネート，漢方薬がある．このほか便秘の補助薬として消化管運動改善薬を併用することもある．

　膨張性下剤は高齢者では飲みにくく，ラクツロースは下剤としての保険適用はない．したがって下剤として一般に使われるのは緩下剤の酸化マグネシウム，刺激性下剤，クロライドチャネル・アクチベーター，漢方薬，配合剤である．

表3-14 便秘の原因となる薬剤とそのメカニズム

薬の種類	便秘のメカニズム
抗コリン薬（パーキンソン病治療薬など） ドパミン作動薬 三環系抗うつ薬 抗てんかん薬 抗ヒスタミン薬 抗不整脈薬（ジソピラミドなど） 頻尿・過活動膀胱治療薬	抗コリン作用による消化管の緊張や運動の減少
フェノチアジン系抗精神病薬	腸管の筋層間神経叢障害
麻薬系鎮痛薬	腸管神経叢でのアセチルコリンの分泌抑制・腸管壁からのセロトニン遊離による腸平滑筋の静止緊張の上昇
非ステロイド性抗炎症薬（NSAIDs）	プロスタグランジンの合成を抑制し，腸管運動を低下させる
緩下剤（センナなど）	腸平滑筋の緊張と収縮性消失による腸管の蠕動抑制
制酸剤（水酸化アルミニウムなど）	収斂作用
陰イオン交換樹脂の脂質異常症治療薬（コレスチミドなど） カルシウム製剤	腸管内で膨潤したこれらの薬剤から大腸で水分が吸収されるために，本剤を含んだ内容物が硬くなる
鉄剤（硫酸鉄）	腸管の粘膜を刺激し副交感神経を抑制するため，腸管運動が低下する
利尿薬	脱水により硬い便塊が形成
カルシウム拮抗薬	直腸S状結腸の運動不全

（文献4より引用）

a 酸化マグネシウム

　酸化マグネシウムは腸内容を軟化・増大させ腸管運動を亢進させる．習慣性がなく，広く使用されている薬剤である．しかし，酸化マグネシウムの長期服用や高用量投与で高マグネシウム血症を起こすことがある．特に腎機能低下例では血清マグネシウム値が上昇しやすい[6]ため，定期的に血液検査を行い血清マグネシウム値をモニターすること，高マグネシウム血症による悪心・嘔吐，血圧低下，徐脈，筋力低下，傾眠といった症状の出現を注意深く観察する必要がある．血清マグネシウム値の上昇やこれらの高マグネシウム血症による症状を認めた場合はすぐに中止する．高マグネシウム血症による症状については患者にも説明し，そのような症状が現れた場合は内服をやめ，医療機関を受診す

るよう指導しておくことも大切である.

また，酸化マグネシウムは活性型ビタミンD_3製剤との併用で高マグネシウム血症を起こしやすくするほか，テトラサイクリン系抗菌薬，ニューキノロン系抗菌薬，ビスホスホネート，セレコキシブ，ロスバスタチン，ラベプラゾール，ガバペンチン，ポリカルボフィルカルシウム，高カリウム血症改善イオン交換樹脂などの薬物との併用でこれらの薬物の作用を減弱させるなど，併用注意薬が多い．他剤との併用による有害事象の出現や薬物効果の減弱に注意して使用すべきである．

b 刺激性下剤

刺激性下剤は服用後数時間で効果が出るが，電解質異常や脱水，腹痛などの有害作用が出やすく，長期連用による耐性および習慣性が問題となる．さらに便排出障害型の便秘患者に刺激性下剤を投与すると，便秘は改善しないまま漏出性便失禁を起こしてしまうことがあり，患者のQOLを著しく損なってしまう．刺激性下剤を増量する前に，便秘のタイプの正しい評価や食事・生活習慣の見直しが必要である．

c ルビプロストン

ルビプロストンは2012年11月に発売された緩下剤である．小腸のクロライドチャネルに作用して腸管内への水分分泌を促進し，便を柔らかくして腸管内の輸送を高め，排便を促進させる．頭痛，動悸，悪心，嘔吐などの有害作用はあるが，比較的高齢者での有害作用の報告は少ない．患者の背景に応じてこれらの緩下剤を使い分けるとよい．

便秘の治療では緩下剤をベースに用いて，刺激性下剤の使用をできるだけ頓用とし必要最小限にとどめること，そして連用・濫用による習慣性の誘発を避けるよう工夫すべきである．大腸通過時間遅延型の患者では$5-HT_4$受容体作動薬や大建中湯など消化管運動改善薬の併用も有効である．

便秘治療で見られる処方整理の基本

便秘の治療では，合併疾患に対する治療薬による薬剤性便秘を念頭に治療をする必要がある．下剤を処方する前に，どんな薬を飲んでいるのか，他院から

出されている薬はないかなど，本人の話だけではなくお薬手帳などで確認する．便秘を誘発する薬剤が処方されている場合は，中止が可能であれば薬剤を中止するか，他の機序の薬剤に変更する（例えば降圧薬のカルシウム拮抗薬をアンジオテンシンⅡ受容体拮抗薬に変更するなど）．どうしても薬剤を中止できない場合は下剤の併用を検討する．

> **症例** **処方整理により便通が改善した87歳，女性**
>
> ● **来院までの経緯** 10代で虫垂炎と腹膜炎に対する手術歴，78歳早期胃がんに対する内視鏡的治療，2,3ヵ月前転倒して肋骨骨折の既往あり．骨粗鬆症，逆流性食道炎，便秘，胃炎，不眠症でエルデカルシトール 0.5 µg/日（骨折したときにアルファカルシドールから変更），乳酸カルシウム 2 g/日，ラベプラゾール 10 mg/日，酸化マグネシウム 660 mg/日，センノシド 12 mg/回（頓用），モサプリド 15 mg/日，マイスリー 5 mg/日を投与されていた．
>
> ● **受診時** 「もともと酸化マグネシウムで毎日ではなくても便が出ていたが，2,3ヵ月前から硬い便が少し出るだけであまり良い便が出なくなった．繊維の多い食事やヨーグルトなどをとっても変わらず便が出ない．酸化マグネシウムのほか，センノシドを2錠追加して飲んだが，お腹が痛くなるだけで，トイレでりきんでもコロコロとした小指の先ほどの硬い塊が1個出るだけ．お尻から便が少し出ているのに出せない．お腹も張って苦しく，あまり食べられなくなっている．体重も1 kg増えた．苦しいのでお尻から指を入れて便を出そうとしたが，指に血がついたので驚いてやめた．何とかしてほしい」という主訴で来院．腹部診察では平坦・軟で圧痛なし．金属音など聴取せず．直腸診で直腸に兎糞状の硬便が大量に貯留していたが，指の触れる範囲で腫瘤などは触知せず，出血も認められなかった．
>
> ● **その後の経過** 上記理学所見をとったあと，念のため腹部単純X線写真を撮り，イレウスを除外した．その後，摘便にて貯留便の大半を取り除いた．この処置で腹部膨満感はかなり改善した．次に下剤の見直しが必要と考えられた．血液検査では血清Mg値が 2.4 mg/dL と正常範囲ではあるが，やや高めとなっている以外は異常なし．硬便に対し，酸化マグネシウムの

増量は高マグネシウム血症となるリスクがあるため，まず酸化マグネシウムを330mg/日に減らし，ルビプロストンを追加した．必要時センノシドは頓用とした．また，便秘の原因としてエルデカルシトールの副作用も考えられたため，エルデカルシトールを中止し，アルファカルシドール0.5μg/日に戻した．生活面では，日頃から水分摂取量が少なめだったため，水分を十分とること，またトイレでの排便時姿勢も，腹圧のかかる前傾姿勢がとれるような工夫を指導した．

上記薬剤の変更，生活指導で1ヵ月後にはセンノシドはまったく使用せず，便通は改善された．

本例は処方薬を見直すことで便通の改善が得られた．開腹術歴のある高齢患者の便秘では，イレウスやがんの存在をまず除外すること，そして便の性状が変化する前後で生活習慣や処方薬に変化がなかったかどうかを確認することが重要である．高齢者では多疾患により複数の医療機関を受診している患者も少なくない．丁寧な問診を行うほか，お薬手帳も上手に利用したい．

高齢者GERDの特徴

GERDは下部食道括約筋の弛緩や食道蠕動運動機能低下に基づく酸クリアランスの遅延，胃排出遅延に伴う胃拡張などにより，胃酸を中心とする胃内容物が食道内へ逆流し，胸やけなどの酸逆流症状や食道粘膜傷害を引き起こす疾患である．

加齢に伴いGERDの有病率は増加し，40歳以降で顕著となる．全体として男性での頻度がやや高いが，60歳を超えると女性の有病率が上昇する．さらに加齢に伴い重症度も高くなる（p141 図3-11参照）．成人男性でのGERDは生活習慣病に伴う肥満が，一方高齢女性では骨粗鬆症による圧迫骨折と，それに伴う亀背が一因と考えられている[1]．

また高齢者では併存疾患も多く，その治療薬がGERDの誘因となっていることもまれではない．高血圧や心疾患の治療薬であるカルシウム拮抗薬や亜硝酸薬，慢性閉塞性肺疾患（COPD）や喘息の治療薬であるテオフィリン，β-アド

レナリン刺激薬，閉塞性動脈硬化症などの治療で使われるプロスタグランジン製剤，ベンゾジアゼピン系薬，抗うつ薬や抗精神病薬など抗コリン作用のある薬物は，下部食道括約筋圧を低下させ，かつ消化管運動を抑制するため胃食道逆流を引き起こす．アスピリンや非ステロイド性抗炎症薬（NSAIDs）は食道粘膜を障害することで酸逆流症状を悪化させる．このほか，腰痛に対して使用しているコルセットや便秘によるりきみは，腹圧を上昇させるため胃食道逆流を引き起こす．

若年者に比べ高齢者でGERDが増加するのは，食道・胃の加齢変化とともに誘因となる上記のような内服薬の増加が一因となっている．

GERDの治療

GERDの治療目的は，GERD症状の改善，QOL（quality of life）の改善，GERDによる貧血・出血・食道狭窄・バレット食道およびバレット食道がん発生などの合併症を予防することである．

軽症例に対しては，表3-15に示したような増悪させる因子を取り除くことをまず試みる．併存疾患に対する内服薬が原因となっている場合は，原因薬を中止，あるいは作用機序の異なる薬物への変更を検討する．自覚症状が強く，生活習慣の改善などで症状が改善しない場合や，内視鏡検査で粘膜傷害が明らかである場合は薬物療法の適応となる．

GERD薬物療法の中心はプロトンポンプ阻害薬（PPI）やH$_2$受容体拮抗薬と

表3-15　GERDを増悪させる因子

食　事	高脂肪食，高カロリー食，甘いもの，酸性食品（オレンジ，トマトなど），炭酸飲料，穀類（パン，さつまいもなど），香辛料
嗜好品	タバコ，チョコレート，アルコール
体　型	肥満，亀背
衣　服	ベルト，帯，コルセット，ガードル
体　位	食事直後の臥位，右側臥位，前傾姿勢
作　業	重いものを持ち上げる，怒責を伴う作業
治療薬	カルシウム拮抗薬，亜硝酸薬，テオフィリン，β-アドレナリン刺激薬，プロスタグランジン製剤，ベンゾジアゼピン系薬，抗うつ薬，抗精神病薬，アスピリン，NSAIDsなど

いった酸分泌抑制薬である．とりわけ初期治療において PPI は，他の薬物に比べて優れた症状改善および食道粘膜傷害の治癒をもたらすため，GERD 治療の第一選択薬とされている．しかし，PPI は酸逆流症状に対して即効性がないことや，24 時間にわたり酸分泌を抑制できるわけではないといった問題点もある．そのため，常用量の PPI で効果不十分の場合は，アルギン酸塩やモサプリド，六君子湯といった酸中和薬，消化管運動機能改善薬の併用により症状改善が期待できる．また，夜間の酸逆流症状により QOL が低下している nocturnal gastric acid breakthrough（NAB）の症例に対しては，就寝時に H_2 受容体拮抗薬の追加投与が有効であるが，PPI と H_2 受容体拮抗薬の同時併用投与が保険診療上認められているかどうかは，各都道府県の国民健康保険や社会保険支払い基金の判断に委ねられているのが現状である[7]．

GERD 薬物療法の注意点

H_2 受容体拮抗薬も PPI も長年にわたり世界中で使用されてきており，比較的有害作用の低い薬剤とされているが，H_2 受容体拮抗薬，とりわけシメチジンは，肝臓の薬物代謝酵素 P450（CYP1A2，CYP2C9，CYP2D6，CYP3A4 など）を阻害してこれらの酵素で代謝・排泄される薬剤の血中濃度を上昇させる．また PPI も主に CYP2C19 で代謝されるため，同じ経路で代謝される薬物との併用で相互作用が生じる．高齢者ではこれらの薬物と同じ代謝経路のワルファリンやベンゾジアゼピン系薬，抗うつ薬，抗てんかん薬などを処方されているケースも多いため，処方前に内服薬を確認し，同じ H_2 受容体拮抗薬や PPI でも相互作用の少ないタイプのものを選ぶなどの工夫が必要である．

さらに，近年難治性逆流性食道炎や NSAIDs 潰瘍予防目的に PPI の長期投与が保険上認められるようになり，長期使用に伴う新たな有害作用の報告がなされている．特に PPI 投与と高齢者のクロストリジウム腸炎や骨折発症と関連，H_2 受容体拮抗薬とせん妄や意識障害との関連が報告されている[3]．安全性が高いとされている PPI や H_2 受容体拮抗薬でも，漫然と処方を継続するのではなく，定期的に処方の必要性を見直すこと，症状が改善したら減量や頓用とし，可能な場合は中止することが大切である．

8 便秘・GERD

> **症例** GERDによる胸痛を訴えた82歳，女性
>
> ● **来院までの経緯** 子宮がんに対する放射線治療，乳がんで乳房摘出術，腸閉塞の既往あり．前医で，高血圧，狭心症の診断でニフェジピンL 40 mg/日，ドキサゾシン 0.5 mg/日（夕），硝酸イソソルビド 40 mg/日，ニトログリセリン頓用が処方されていた．
>
> ● **受診時** ときおり胸痛の訴えがあり，ニトログリセリン内服でも改善しなかった．心電図では明らかなST変化はなく，心エコーでも異常を指摘されなかった．内視鏡検査でGERD（LA-A）が指摘されたことから，GERDによる胸痛と診断し，PPIを開始した．
>
> ● **その後の経過** PPIを内服後も胸痛は改善しなかったため，併用薬によるGERD症状と考え，ニフェジピンLをカンデサルタン 8 mg/日に変更し，硝酸イソソルビドを中止した．その後，胸痛の訴えは消失した．
>
> また，本症例は亜イレウスで時々入退院を繰り返しており，腹部膨満症状に対してジメチコンを処方されていたが，こちらに対してもジメチコンを中止し，大建中湯 7.5 g/日を開始したところ，腹部膨満症状も改善した．

GERDでは食道症状である胸やけのほかに，食道外症状として胸痛や咳嗽，咽頭部違和感などの症状が出現することがあり，狭心症や気管支喘息などの診断で治療されることがある．本例のように狭心症の治療で改善なく，精査でも狭心症を示唆する所見のない場合は，投与されている処方の見直し（薬剤誘発のGERD症状）や，GERDによる食道外症状を疑うことも大切である．

ここがポイント！

- 便秘・GERDは生命に関わる疾患ではないが，高齢者のQOLを低下させる．
- 便秘・GERDの症状は，併存疾患の治療薬が原因となっていることがある．併用薬の副作用も念頭に置いて診察する．
- 酸化マグネシウムは習慣性のない薬物であるが，高マグネシウム血症を起こすことがあるため，使用時は定期的に血清マグネシウム値をモニターする．

- 酸分泌抑制薬は世界中で使用され，比較的安全性が高い薬とされているが，長期使用に伴い，新たな有害作用も報告されている．漫然と使い続けるのではなく，必要性を定期的に見直し，減量・中止することも大切である．

文献

1) Furukawa N, et al：Proportion of reflux esophagitis in 6010 Japanese Adults：prospective evaluation by endoscopy. J Gastroenterol, 34：441-444, 1999.
2) Gallegos-Orozco JF, et al：Chronic constipation in the elderly. Am J Gastroenterol, 107：18-25, 2012.
3) The American Geriatrics Society 2012 Beers Criteria Update Expert Panel：American Geriatrics Society Updated Beers Criteria for Potentially Inappropriate Medication Use in Older Adults. J Am Geriatr Soc, 60：616-631, 2012.
4) 須藤紀子：便通異常．大庭健三 編，すぐに使える高齢者総合診療ノート，pp154-159, 日本医事新報社，2014.
5) Woodward S：Assessment and management of constipation in older people. Nurs Older People, 24：21-26, 2012.
6) 齋藤 昇：高齢入院患者の血清マグネシウム値への腎機能障害と酸化マグネシウム投与の影響．日老医誌，48：263-270, 2011.
7) 日本消化器病学会 編：胃食道逆流症（GERD）診療ガイドライン2015改訂第2版，pp54-83, 南江堂，2015.

（須藤紀子）

9 うつ病・認知症

老年期うつ病や認知症治療の原則

　老年期には，脳や身体の老化という生物学的な変化に加えて，配偶者，友人，地位，健康，金銭面などの喪失体験にさらされることも多く，うつ状態を呈しやすい．また，高齢になるにつれ認知症の発症率も高まる．このように，老年期はうつ病と認知症の好発期である．

　一方，高齢者は体脂肪が増加するため，脂溶性のものが多い向精神薬は体内に蓄積しやすい．また，肝腎機能の低下のため，代謝・排泄機能は低下する．さらに，脳内の受容体の変化もみられる．これらの身体的な変化のため，向精神薬の副作用が現れやすい．向精神薬を用いる際には，安全性を重視し，作用時間が短く，体内への蓄積が少ない薬剤を選択するのが原則である．高齢者は身体合併症の頻度が多くなり，併用薬剤数が多い．向精神薬には併用注意や併用禁忌がある薬剤も少なくないため，うつ病や認知症の患者に向精神薬を用いる際には，身体疾患の処方薬剤の有無をもれなくチェックし，できる限り併用薬剤を整理することが大切である．

老年期うつ病の特徴

　老年期うつ病の診断は，問診を丁寧に行うことによって，「気分が清々しない」「今まで楽しめたことが楽しくない」「何もやる気が起きない」など抑うつ気分，興味の喪失，意欲の減退といった，うつ病の基本症状を確認することが大切である．ただし，通常のうつ病と比較して，老年期うつ病には，悲哀感が目立たない，身体的不調（痛み，しびれ，食欲不振など）の訴えや身体症状が多い，物忘れや思考力が低下しやすい，不安や焦燥など落ち着きのなさが目立

つ，生活機能の低下を来しやすい，などのいくつかの特徴がある．身体症状が目立つ例では，うつ病と気付かれず，身体症状の治療薬のみで治療を続けられていることがある．しかし，うつ病の治療をしないと，うつ病による身体症状は改善しない．また，併用薬剤数の増加を招くので注意が必要である．

老年期うつ病の治療

老年期うつ病は心理社会的要因が大きいことから，それらの対応が重要であり，軽症の場合それだけでも改善することが少なくない．しかし，より重症化するにつれて薬物療法が必要になる．

抗うつ薬の種類は，三環系抗うつ薬（イミプラミン，クロミプラミン，アミトリプチリンほか），四環系抗うつ薬（マプロチリン，ミアンセリン，セチプチリン），選択的セロトニン再取り込み阻害薬（SSRI：パロキセチン，フルボキサミン，セルトラリン，エスシタロプラム），セロトニン・ノルアドレナリン再取り込み阻害薬（SNRI：ミルナシプラン，デュロキセチン），その他の抗うつ薬（ミルタザピン，トラゾドンなど）と多岐にわたる．

三環系抗うつ薬は，SSRIと比較して抗コリン症状や心血管系に対する影響，眠気やめまいなどが高率にみられ，副作用による中止率もSSRIと比較して有意に高い[1]．また，効果の比較において大きな違いはないとされることから，高齢発症のうつ病に対する使用はできるだけ控えるべきである．ただし，低用量の三環系抗うつ薬よりも，SSRIやその他の抗うつ薬の方が転倒リスクは高いとする報告がある[2]．また，SSRIは上部消化管出血のリスクが報告されている[3]．さらに，SSRIは薬剤代謝酵素シトクロムP450（CYP）を強く阻害する場合があり，併用禁忌の薬剤も挙げられている．したがって，比較的安全と考えられるSSRIだが，高齢者に用いる際には細心の注意が必要である．

うつ病治療でみられる薬剤整理の基本

うつ病患者に対して，日中のベンゾジアゼピン（BZ）系薬剤〔エチゾラム（デパス®），アルプラゾラム（ソラナックス®，コンスタン®）ほか〕が併用されていることがある．高齢者に対して日中にBZ系薬剤を使用すると，抗コリ

ン作用，筋弛緩作用，過鎮静などから，覚醒度の低下，認知機能や運動機能の低下，転倒・骨折，せん妄のリスクがあるため，使用は控えるべきである．いったん開始すると中止することが難しいため，安易な新規処方は慎む．すでに使用されている場合は，漸減中止の可能性を常に検討する．SSRI は不安改善効果もあるため，SSRI の効果をみながら BZ 系薬剤を漸減するのは一法である．

　うつ病で不眠が強い場合は睡眠薬が併用されることが多いが，睡眠薬の種類についても注意が必要である．BZ 系睡眠薬は，やはり認知機能や運動機能の低下，転倒・骨折のリスクがあり，できる限り使用を控える．特に，フルラゼパム（ダルメート®），ハロキサゾラム（ソメリン®），ジアゼパム（セルシン®，ホリゾン®），クアゼパム（ドラール®）などの長時間作用型は持ち越し効果が生じやすく要注意である．非 BZ 系睡眠薬（ゾピクロン，ゾルピデム，エスゾピクロン）は筋弛緩作用が比較的弱く，より安全性が高いと考えられる．ただし，非 BZ 系睡眠薬も転倒・骨折のリスクが報告されているため注意が必要である．メラトニン受容体作動薬（ラメルテオン）やオレキシン受容体阻害薬（スボレキサント）は，これまでの睡眠薬と作用機序が異なり，BZ 系薬剤でみられる副作用が生じにくい可能性がある．ただし，高齢者に対するデータは乏しく，安全性や有効性についての評価には今後のエビデンスの蓄積が必要である．なお，ラメルテオンは主に CYP の 1A2 で代謝される．このため CYP1A2 を強く阻害するフルボキサミンとの併用は禁忌である．また，ミルタザピン，ミアンセリン，トラゾドンなどの抗うつ薬は睡眠作用を有するため，これらを使用することで睡眠薬が減量できることがある．

　うつ病では，頭痛，倦怠感，めまい，胃部不快感，食欲不振など多くの身体症状がみられる．うつ病に気付かないと，身体症状に対していくつも治療薬を処方することになりかねないため，原因疾患を正しく診断し，適切な治療を行うことが薬剤の減量，整理につながる．また，食欲不振がみられるうつ病に対して，スルピリドが使用されることがある．しかし，スルピリドはパーキンソン症状や遅発性ジスキネジアなどの錐体外路症状発現のリスクがあり，高齢者に対してできる限り使用を控えるべきである．そのため食欲改善を期待する場合は，ミルタザピンが選択肢の一つになる．

> 症例　薬剤減量に成功したうつ病の86歳，女性

● 来院までの経緯　高血圧，狭心症のため，かかりつけ医からニフェジピンCR 40 mg/日，ドキサゾシン2 mg/日（朝），低用量アスピリン100 mg/日（朝）を投薬されていた．

　85歳の時にめまいが出現し，トフィソパム150 mg/日を投薬された．その後，活気がなくなり，食欲も低下したためテプレノン150 mg/日が追加されたが，改善しなかった．さらに，不眠に対してトリアゾラム0.25 mg 1錠，ジアゼパム2 mg 1錠（就寝前）が処方された．状態に改善がみられず紹介転院となった．

● 治療の経過　受診時，抑うつ気分，興味の喪失，精神運動制止，倦怠感，食欲低下，頭重感，めまいなどを認めた．うつ病と診断し，倦怠感，食欲低下，頭重感，めまいなどの身体症状はいずれもうつ病による身体症状と考えた．

　トフィソパムを中止し，セルトラリン25 mgを1錠から開始した．また，トリアゾラムとジアゼパムをゾルピデム5 mg/日に変更した．1ヵ月後，セルトラリン25 mg 2錠に増量した後にうつ状態は改善し，身体症状も軽快した．

　最終処方は，ニフェジピンCR 40 mg/日，ドキサゾシン2 mg/日（朝），低用量アスピリン100 mg/日（朝），セルトラリン50 mg/日，ゾルピデム5 mg/日となった．

本症例は，うつ病と正しく診断したことで，身体疾患治療薬を削減することが可能となった例である．

認知症

わが国では急速な高齢者人口の増加とともに，認知症の患者数も増加し，現在462万人と推察されている．認知症の原因は多岐にわたるが，最も多いのはアルツハイマー型認知症（Alzheimer's disease；AD）で，認知症の原因の半数を占める．次いで血管性認知症，レビー小体型認知症（dementia with Lewy bodies；DLB）と続く．認知症の症状はそれぞれの原因疾患で異なるが，認知機能障害，行動・心理症状（behavioral psychological symptoms of dementia；BPSD），身体症状に大別される点では共通している．ADの認知機能障害は，近時記憶障害で発症することが多く，次第に広範な認知機能障害に進行する．経過中に「物とられ妄想」などがみられることがあり，進行すると徘徊や落ち着きのなさなどのBPSDがみられることがある．高度に進行すると尿失禁などの身体症状が出現する．血管性認知症は実行機能障害や意欲低下が目立ち，情動失禁などのBPSDがみられる．麻痺や歩行障害などの身体症状は早期からしばしばみられる．DLBは注意障害や視空間認知障害が目立ち，BPSDとして幻視が高率に認められる．誤認妄想やうつ症状が目立つことも多い．また，身体症状としてパーキンソン症状や自律神経症状が早期からみられる．

認知症の治療および薬剤の整理

1 薬剤による認知機能障害

医薬品の中には認知機能障害を来し得る薬剤があるため（**表3-16**）[4]，使用薬剤により認知機能障害が悪化している可能性について検討すべきである．特

表3-16　認知機能障害を来すことがある医薬品

1. 抗コリン薬
2. 向精神薬
    ①抗不安薬，睡眠薬　②三環系抗うつ薬　③フェノチアジン系　④炭酸リチウム
3. 抗パーキンソン薬
4. H_1受容体拮抗薬（抗ヒスタミン薬）
5. H_2受容体拮抗薬
6. 麻酔薬
7. 鎮痛薬（オピオイドを含む）
8. ホルモン剤
    コルチコステロイド，甲状腺末
9. 降圧薬，循環薬
    ジギタリス，抗不整脈薬ほか
10. 喘息治療薬
    アミノフィリン，テオフィリン
11. 筋弛緩薬
12. その他
    インターフェロン，抗がん薬，抗結核薬ほか

（文献4より引用）

に，抗コリン症状や眠気が生じる薬剤は認知機能の悪化を来しやすいため注意が必要である．うつ病と同様，BZ系抗不安薬やBZ系睡眠薬はできるだけ使用を控える．すでに併用されている薬剤で認知機能を悪化させている可能性がある場合は，中止またはより副作用が軽い薬剤に変更する．また，個々の薬剤の副作用は強くなくとも，薬剤数が増えるにつれて認知障害のリスクが高まる．Larsonらによれば，認知障害のリスクは2ないし3薬剤で2.7倍，4ないし5薬剤で9.3倍，6薬剤以上では13.7倍まで上昇するという[5]．

　ADとDLBの認知機能障害に対しては現在治療薬がある．ADに対しては，コリンエステラーゼ阻害薬のドネペジル，ガランタミン，リバスチグミンと，中等症以降に用いられるNMDA型グルタミン酸受容体拮抗薬のメマンチンの4剤がある．これらのAD治療薬はBPSDに対する効果も報告されている．ドネペジルはADの不安，うつ，意欲低下に対して，またメマンチンは攻撃性に対する効果が報告されている．したがって，対症治療薬を用いる前に，まずAD治療薬のBPSDに対する効果を確認するのがよい．また，AD治療薬を用いることにより，BPSDに対する併用薬を減量できる場合がある．

2 BPSDの対症治療薬

　BPSDに対して対症治療薬を用いる場合，安全性の配慮が最も重要である．BPSDに対して，抑肝散や抗てんかん薬が用いられる場合がある．抑肝散は認知症患者の興奮，攻撃性，幻覚，妄想に効果を認め，副作用として抗コリン症状や錐体外路症状がみられない．ただし，低カリウム血症の副作用リスクがある．特に，ループ利尿薬やグリチルリチン配合剤など，低カリウム血症のリスクがある薬剤との併用はできる限り控える．バルプロ酸は，興奮や攻撃性に対する効果がオープン試験レベルで多数報告されているが，RCTでは明らかな効果は認められていない．また，カルバマゼピンはアレルギー反応が出現しやすいため注意が必要である．これらの対応で効果がみられない場合，リスペリドン，クエチアピン，アリピプラゾール，ペロスピロンなどの非定型抗精神病薬が用いられる場合がある．ただし，非定型抗精神病薬の使用により，死亡率や脳血管障害のリスクが高まることが報告されている[6]．したがって，使用は必要最低用量，かつできる限り短期間の使用にとどめるべきである．また，使用中止の可能性についても常に検討する．ハロペリドールをはじめとする定型抗

精神病薬は，錐体外路症状や傾眠の副作用がより発現しやすいため，できるだけ使用は控えるべきである．

3 DLBの治療薬

最近，DLBの認知障害に対してアリセプト®（ドネペジル）が適用追加となった．DLBは幻覚，妄想，精神病症状を高頻度に認め，抗精神病薬の投与が必要と思われる場面も少なくない．しかし，DLBは抗精神病薬に対する過敏性を認め，錐体外路症状や認知機能が悪化しやすいため，特に注意が必要である．DLBのBPSDに対しても，アリセプト®の効果が報告されている[7]．

症例　薬剤減量に成功した認知症の75歳，女性

●来院までの経緯　68歳頃から高血圧症でアムロジピン 5 mg/日が処方されていた．75歳時に気管支喘息のため入院し，テオフィリン 200 mg/日（朝夕），エピナスチン 20 mg/日が処方された．入院後，しだいに言動がまとまらなくなり，夜間も眠れないようになった．日中にエチゾラム 1.5 mg/日が処方され，夜間にリスペリドン内用液 0.5 mL 1包，ゾルピデム 5 mg 1錠，ブロチゾラム 0.25 mg 1錠が処方されたが，昼夜逆転傾向が悪化した．しだいに終日活気がなくなり食欲低下や歩行機能低下が目立つようになったため紹介転院となった．

●治療の経過　受診時，ぼーっとした表情で傾眠傾向を示した．MMSE 14/30点と認知機能の低下を認め，歩行時にふらつきがみられた．脳MRI検査では，前頭葉や海馬領域の萎縮と大脳白質に脳梗塞所見を認め，混合型認知症およびせん妄状態と診断した．

日中の傾眠状態を改善するため，眠気を来すエチゾラム，エピナスチンを中止した．またゾルピデムを日中の傾眠がより生じにくいラメルテオンに変更し，リスペリドンを錐体外路症状が比較的軽く，作用時間が比較的短いクエチアピンに変更した．1ヵ月後，傾眠状態は改善し，受け答えがスムーズになった．睡眠，食欲も良好となり MMSE 16/30点と改善がみられた．

最終処方は，アムロジピン 5 mg/日，テオフィリン 200 mg/日（朝夕），ラメルテオン 8 mg/日，クエチアピン 25 mg/日（就寝前）となった．

ここがポイント！

- 高齢発症のうつ病患者に対して，三環系抗うつ薬はできる限り使用を控える．ただし，SSRI も転倒や上部消化管出血のリスク，薬物相互作用に注意が必要である．

- 高齢のうつ病患者あるいは認知症患者に対して，日中の BZ 系薬剤の使用は控えるべきである．

- うつ病と正しく診断することで，身体症状に対する治療薬を減量，中止することが可能である．

- 認知症治療薬は BPSD に対しても効果がみられるため，対症治療薬を併用する前に認知症治療薬の効果を確認することが有用である．

- BPSD に対する対症治療薬の副作用に十分注意し，中止可能な状態であれば速やかに中止する．

- 認知症患者に対して，抗コリン症状や日中の眠気の副作用がみられる身体治療薬は使用を控える．

文献

1) Wilson K, et al：A comparison of side effects of selective serotonin reuptake inhibitors and tricyclic antidepressants in older depressed patients：a meta-analysis. Int J Geriatr Psychiatry, 19：754-762, 2004.
2) Coupland C, et al：Antidepressant use and risk of adverse outcomes in older people：population based cohort study. BMJ, 343：d4551, 2011.(doi：10.1136/bmj.d4551)
3) Jiang HY, et al：Use of selective serotonin reuptake inhibitors and risk of upper gastrointestinal bleeding：a systematic review and meta-analysis. Clin Gastroenterol Hepatol, 13：42-50, e3, 2015.
4) 水上勝義：薬剤による認知機能障害．精神経誌，111：947-953, 2009.
5) Larson EB, et al：Adverse drug reactions associated with global cognitive impairment in elderly persons. Ann Int Med, 107：169-173, 1987.
6) Maher AR, et al：Efficacy and comparative effectiveness of atypical antipsychotic medications for off-label uses in adults：a systematic review and meta-analysis. JAMA, 306：1359-1369, 2011.
7) Mori E, et al：Donepezil for dementia with Lewy bodies：a randomized, placebo-controlled trial. Ann Neurol, 72：41-52, 2012.

（水上勝義）

10 骨粗鬆症

　骨粗鬆症は「低骨量と骨組織の微細構造の異常を特徴とし，骨の脆弱性が増大し，骨折の危険性が増大する疾患である」と定義されている[1]．わが国においては骨粗鬆症の推定患者数は1,280万人（男性300万人，女性980万人）と推定されている．80代女性では約半数が骨粗鬆症を発症していると考えられており，高齢者において高頻度に罹患する疾患の一つである．骨粗鬆症を原因とした脆弱性骨折は高齢者のADLならびにQOLを低下させる大きな原因となることから，骨粗鬆症を早期に診断して薬剤を用いた治療介入を行うことは，高齢者医療において大きな意義を有する．

患者評価

　前述したように，骨粗鬆症は骨の脆弱性の亢進，すなわち「骨強度」の低下が特徴となる．この「骨強度」は骨密度と骨質の2つの要因からなり，骨密度は骨強度の約70％を説明すると考えられている．残りの30％の説明要因は「骨質」という用語が用いられている．「骨質」の内容には骨の微細構造，骨代謝回転，微細骨折の集積，骨組織の石灰化の程度などが含まれる．しかしながら，現時点では「骨質」を客観的に評価する方法は実用化に至っていない．したがって，現時点では骨密度測定と骨折の既往歴を基本として骨粗鬆症の診断を行う．
　わが国での原発性骨粗鬆症の診断基準を**表3-17**に示した[2]．骨量の測定法としてはDXA（Dual-energy X-ray absorptiometry）法が最もよく用いられている．測定部位としては腰椎もしくは大腿骨近位部の測定を行うことが多い．腰椎においてはL1〜L4またはL2〜L4を基準値とする．ただし，高齢者においては，脊椎変形などの影響で腰椎骨密度の値が高値を示すことが散見される．したがって腰椎骨密度での測定が困難な場合には，大腿骨近位部骨密度とす

表 3-17　原発性骨粗鬆症の診断基準（2012 年改訂版）

低骨量を来す骨粗鬆症以外の疾患または続発性骨粗鬆症を認めず，骨評価の結果が下記の条件を満たす場合，原発性骨粗鬆症と診断する．

Ⅰ．脆弱性骨折[*1]あり
　1．椎体骨折または大腿骨近位部骨折あり
　2．その他の脆弱性骨折[*2]があり，骨密度が YAM の 80％未満

Ⅱ．脆弱性骨折なし
　骨密度が YAM の 70％以下または－2.5 SD 以下

[*1]：軽微な外力によって発生した非外傷性骨折．軽微な外力とは，立った姿勢からの転倒か，それ以下の外力を指す
[*2]：その他の脆弱性骨折：軽微な外力によって発生した非外傷性骨折で，骨折部位は肋骨，骨盤（恥骨，坐骨，仙骨を含む），上腕骨近位部，橈骨遠位端，下腿骨

（文献 2 より引用，改変）

る．大腿骨近位部骨密度には，頸部または total hip（total proximal femur）を用いる．これらの測定が困難な場合は橈骨，第二中手骨の骨密度とする．もし，複数部位で測定した場合には，より低い値を検査結果として採用する．骨粗鬆症の診断は，若年成人（20〜44 歳）の骨量の平均値（young-adult mean；YAM 値）との比較によって行う．骨量が YAM 値の 70％未満であれば骨粗鬆症，70〜80％であれば骨量減少と判断される．

骨量測定以外にも脊椎 X 線写真を撮影することは重要である．それは，診断基準において椎対骨折を有する場合は骨粗鬆症の診断となる閾値が YAM 80％未満となるために，同じ骨量でも診断が異なる可能性があるためである．椎体骨折のうち，2/3 は無症候性であることからも，腰痛の症状がなくても脊椎 X 線写真を撮影することは骨粗鬆症の診断において重要となる．

骨量を中心に診断について記したが，問診も重要である．早期閉経や骨折の既往歴さらには家族歴において骨粗鬆症を有しているかも重要である．遺伝的素因は骨量の 50％以上を規定していると考えられるので，家族歴も重要な問診項目となる．骨量を測定する機械を有しない医院でも，脊椎 X 線写真や問診，さらには問診により骨折のリスクを評価できる FRAX®（http://www.shef.ac.uk/FRAX/）などを用い，骨粗鬆症のリスクが高いと判断された場合には，骨量測定できる施設への紹介を行うことが望ましい．

骨粗鬆症の治療薬選択

『骨粗鬆症の予防と治療ガイドライン2015年版』で提唱されている骨粗鬆症治療のフローチャートを図3-14に示す[3]．表3-17のように，大腿骨頸部もしくは椎体に脆弱性骨折があるなら治療開始となるので，かかりつけ医での椎体のX線撮影は治療開始の一つの判断材料となる．脆弱性骨折とは軽微な外力によって発生した非外傷性骨折であり，軽微な外力とは，立った姿勢からの転倒か，それ以下の外力を指す．また骨折がなくても骨量測定でYAM値が70％未

```
脆弱性骨折*1（大腿骨近位部骨折または椎体*2骨折）
         ├─ ない
         │    └─ 脆弱性骨折（大腿骨近位部骨折および椎体骨折以外）*3
         │           ├─ ない
         │           │    ├─ 骨密度*4がYAMの70％以上80％未満
         │           │    │    └─ FRAX®の10年間の骨折確率（主要骨折）15％以上*5,6
         │           │    └─ 骨密度*4がYAMの70％未満
         │           └─ ある
         │                └─ 大腿骨近位部骨折の家族歴
         └─ ある
              └─ 骨密度*4がYAMの80％未満

→ 薬物治療開始
```

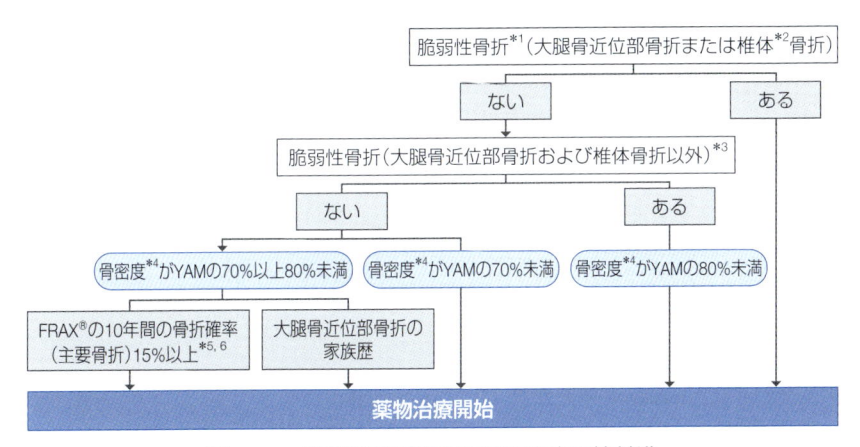

図3-14　原発性骨粗鬆症の薬物治療開始基準

*1：軽微な外力によって発生した非外傷性骨折．軽微な外力とは，立った姿勢からの転倒か，それ以下の外力をさす

*2：形態椎体骨折のうち，3分の2は無症候性であることに留意するとともに，鑑別診断の観点からも脊椎エックス線像を確認することが望ましい

*3：その他の脆弱性骨折：軽微な外力によって発生した非外傷性骨折で，骨折部位は肋骨，骨盤（恥骨，坐骨，仙骨を含む），上腕骨近位部，橈骨遠位端，下腿骨

*4：骨密度は原則として腰椎または大腿骨近位部骨密度とする．また，複数部位で測定した場合にはより低い％値またはSD値を採用することとする．腰椎においてはL1〜L4またはL2〜L4を基準値とする．ただし，高齢者において，脊椎変形などのために腰椎骨密度の測定が困難な場合には大腿骨近位部骨密度とする．大腿骨近位部骨密度には頸部またはtotal hip（total proximal femur）を用いる．これらの測定が困難な場合は橈骨，第二中手骨の骨密度とするが，この場合は％のみ使用する

*5：75歳未満で適用する．また，50歳代を中心とする世代においては，より低いカットオフ値を用いた場合でも，現行の診断基準に基づいて薬物治療が推奨される集団を部分的にしかカバーしないなどの限界も明らかになっている

*6：この薬物治療開始基準は原発性骨粗鬆症に関するものであるため，FRAX®の項目のうち糖質コルチコイド，関節リウマチ，続発性骨粗鬆症にあてはまる者には適用されない．すなわち，これらの項目がすべて「なし」である症例に限って適用される

（文献3，p63より転載）

満なら治療の対象となる．YAM値が70％以上で80％未満である骨量減少でも，大体骨折近位部の家族歴もしくはFRAX®にて10年間の骨折確率が15％以上なら治療開始と考える．WHOのFRAX®は，骨密度あるいは危険因子によって個人の骨折絶対リスクを評価するツールである．個人の将来10年間の骨折発生確率（％；大腿骨近位部骨折，主要な骨粗鬆症性骨折）が問診により算出できる．

　治療適応症例においては治療薬の選択を行う．各薬剤の特徴については『骨粗鬆症の予防と治療ガイドライン2015年版』[3]を参照いただきたいが，**表 3-18** にガイドラインでの骨粗鬆症治療薬の有効性の評価を示した．有効性の評価はA，B，Cで評価されている．

　骨密度上昇効果に関して，各評価は以下のことを意味する．

A評価：上昇効果がある
B評価：上昇するとの報告がある
C評価：上昇するとの報告はない

　骨折発生抑制効果に関して，各評価は以下のことを意味する．

A評価：抑制する
B評価：抑制するとの報告がある
C評価：抑制するとの報告はない

表 3-18 に示すように，現在の骨粗鬆治療においては多くの種類の薬剤が開発され，選択の幅は広い．現在のところ，ビスホスホネート製剤であるアレンドロン酸，リセドロン酸ならびに抗RANKL抗体であるデノスマブがすべての項目においてA評価となっている．新規の薬剤は十分なエビデンスが少ないためB評価もしくはC評価となっている可能性もあり，今後有効性の評価が高まる可能性がある．どの薬剤を治療に使用するかに関しては副作用や環境などを考えて使用することになる．

ビスホスホネート製剤ならびにデノスマブ使用での留意点

　多剤併用の高齢者に関しては内服の回数を減らすため，月1回（もしくは4

表 3-18 主な骨粗鬆症治療薬の有効性の評価一覧

分類	薬物名	骨密度	椎体骨折	非椎体骨折	大腿骨近位部骨折
カルシウム薬	L-アスパラギン酸カルシウム	B	B	B	C
	リン酸水素カルシウム	B	B	B	C
女性ホルモン薬	エストリオール	C	C	C	C
	結合型エストロゲン*1	A	A	A	A
	エストラジオール	A	B	B	C
活性型ビタミン D_3 薬	アルファカルシドール	B	B	B	C
	カルシトリオール	B	B	B	C
	エルデカルシトール	A	A	B	C
ビタミン K_2 薬	メナテトレノン	B	B	B	C
ビスホスホネート薬	エチドロン酸（ダイドロネル®）	A	B	C	C
	アレンドロン酸（ボナロン®, フォサマック®）	A	A	A	A
	リセドロン酸（アクトネル®, ベネット®）	A	A	A	A
	ミノドロン酸（ボノテオ®, リカルボン®）	A	A	C	C
	イバンドロン酸（ボンビバ®）	A	A	B	C
SERM	ラロキシフェン（エビスタ®）	A	A	B	C
	バゼドキシフェン（ビビアント®）	A	A	B	C
カルシトニン薬*2	エルカトニン	B	B	C	C
	サケカルシトニン	B	B	C	C
副甲状腺ホルモン薬	テリパラチド［遺伝子組換え］（フォルテオ®）	A	A	A	C
	テリパラチド酢酸塩（テリボン®）	A	A	C	C
抗 RANKL 抗体薬	デノスマブ（プラリア®）	A	A	A	A
その他	イプリフラボン	C	C	C	C
	ナンドロロン	C	C	C	C

＊1：骨粗鬆症は保険適用外　＊2：疼痛に関して鎮痛作用を有し，疼痛を改善する（A）

薬剤に関する「有効性の評価（A, B, C）」
骨密度上昇効果
　A：上昇効果がある
　B：上昇するとの報告がある
　C：上昇するとの報告はない

骨折発生抑制効果（椎体，非椎体，大腿骨近位部それぞれについて）
　A：抑制する
　B：抑制するとの報告がある
　C：抑制するとの報告はない

※評価の基準については，ｖページ「ガイドライン作成手順」を参照のこと

（文献 3, p158 より転載）

週に 1 回）製剤のビスホスホネート製剤は一つの選択肢となり得る．その一方で，内服するビスホスホネート製剤の場合には起床時にコップ 1 杯の水で服用し，かつ服用後は少なくとも 30 分は横にならず，（水を除く）飲食ならびに他の薬剤の経口摂取も避けなければならないため，起臥状態が保てない患者には

禁忌となる．錠剤を飲み込みづらい高齢者においては，近年，ビスホスホネート製剤（アレンドロン酸）においてゼリー製剤が登場しており，用法・用量の遵守などアドヒアランス向上につながる可能性がある．ビスホスホネート製剤に関しては食道潰瘍の副作用が出現することから，消化器系の既往に関しての問診が重要となる．したがって，このような形での内服ができない患者や消化器系の副作用が懸念される場合には月1回の注射でのビスホスホネート製剤の使用や他の骨粗鬆症治療薬の服用を検討する．例えば，訪問診療を含めた外来診療において，月1回（もしくは4週に1回）の注射でのビスホスホネート製剤（アレンドロン酸，イバンドロン酸）を使用すれば，内服薬を増やすことなく骨粗鬆症治療が可能となるので多剤の高齢者においては一つの対策となり得る．

デノスマブも6ヵ月に1回皮下に注射することで効果を有する薬剤であり，多剤併用の高齢者への選択肢の一つである．ただし，使用に関しては低カルシウム血症の出現に気を付ける．そのためビタミンDとカルシウムの合剤もしくは活性型ビタミンD_3製剤を連日内服する．使用後1週間目の採血にて血清カルシウム値を測定し，低カルシウム血症がないことを確認する．

ビスホスホネートならびにデノスマブに関しては，重大な副作用として顎骨壊死・顎骨骨髄炎の発現に十分注意する必要があるため，抜歯などの歯科治療を行う予定がある場合は使用を中止にする．また歯科通院している患者には，歯科にビスホスホネートもしくはデノスマブ使用の旨を連絡する．

テリパラチド使用での留意点

副甲状腺ホルモン（PTH）製剤であるテリパラチドは骨芽細胞に作用し，骨形成を促進する機序を有する骨粗鬆症治療薬である．現在のところテリパラチドは骨形成促進作用を有する唯一の製剤であり，その効果は強いことから重度の骨密度低下や骨折のリスクが高い高齢者においても骨折予防効果が期待される．テリパラチドは注射薬（皮下注射）であり，遺伝子組換えテリパラチド（フォルテオ®）1日1回家庭での自己注射，テリパラチド酢酸塩（テリボン®）1週間に1回医療期間での注射となるので，骨粗鬆症患者のライフスタイルに合わせて，注射の頻度，方法を選択する．また，テリパラチドは投与期間が限定されており，遺伝子組換えテリパラチドは24ヵ月（2年間），テリパラチ

ド酢酸塩は）72週間（1年半）で治療終了となる．なお，副作用として高カルシウム血症併発のリスクがあるため，血清カルシウム値の測定は必須である．

その他の骨粗鬆症治療薬での留意点

　選択的エストロゲン受容体モジュレーター（SERM）に関しては静脈血栓症の副作用を考慮し，静脈血栓症のリスク（既往歴や不動）に関して評価し，リスクが高いようなら他の薬剤とする．エルデカルシトールに関しては高カルシウム血症併発の可能性があるため，血清カルシウム値を定期的にモニタリングする．エルデカルシトールでは尿路結石のある患者およびその既往歴のある患者などにおいては，尿中カルシウム値を定期的に測定し，高カルシウム尿症が認められた場合は休薬あるいは減量する．尿中カルシウム/クレアチニン比が0.3以下にするように心がける．以上のような，副作用を十分に理解した上で治療選択を行う．メナテトレノン（ビタミンK_2）はビタミンK摂取不足の骨折リスクの高い高齢者に効果を有することが期待されている．ビタミンKの不足状態を評価するマーカーとしては血清低カルボキシル化オステオカルシン（ucOC）を用いる．カットオフ値を4.5 ng/mL未満とする．ucOCが4.5 ng/mL以上では骨密度に依存しない独立した大腿骨近位部骨折の危険因子であることが報告されており[4,5]，メナテトレノンは骨質への効果も期待されるので単剤での処方のみならず，他の骨粗鬆症治療薬との併用も検討する．メナテトレノンは1日3回内服であることから，多剤併用の高齢者において内服回数を増やしてしまう可能性があるため，現実的な服薬アドヒアランスを考慮した処方を検討する．

実際の処方整理

症例 高カルシウム血症，高カルシウム尿症を認めた65歳，女性

● 来院までの経緯　以前に腰痛を訴えた際，かかりつけ医にて腰椎（L3）圧迫骨折を指摘された．その頃より骨粗鬆症が疑われたため，乳酸カルシウム1 g/日ならびに活性型ビタミンD製剤1 μg/日が処方され，5年が経過

していた．また，便秘も出現したため緩下薬も複数処方されていた．家庭の事情で東京に引っ越したため，新しいかかりつけ医で骨粗鬆症の継続治療を希望し，当院に紹介受診となった．

●受診時　当施設にて補正血中カルシウム値は 11.0 mg/dL，尿中カルシウム/クレアチニン比は 0.41 とともに高値を示した．そのほか，検査所見では血中 intactPTH は正常値．尿中 NTX 値を測定したところ 82.2 nmolBCE/mmol/Cre と骨吸収マーカー高値を認めた．右大腿骨頸部骨密度を測定したところ YAM にて 62% であった．一方，腰椎骨密度は YAM にて 82% であった．高カルシウム血症，高カルシウム尿症を認めたため，直ちに乳酸カルシウムならびに活性型ビタミン D 製剤を中止とした．本人に問診し，歯科治療の予定がないこと，ならびに逆流性食道炎，胃潰瘍の既往がないことを確認し，骨粗鬆症の治療として月 1 回のビスホスホネート製剤を内服することとし，本人に内服方法を説明して同意を得たため内服を開始とした．

●その後の経過　薬剤変更後，血中カルシウム値ならびに尿中カルシウム/クレアチニン比は正常値となった．また，便秘症状も改善したため緩下薬も中止とすることができた．1 年後の外来において尿中 NTX 値を測定したところ 18.3 nmolBCE/mmol/Cre と低下した．右大腿骨近位部骨密度は YAM にて 66% と上昇を認めた．副作用の出現もなく，骨量，骨吸収マーカーともに十分な効果が認められたため，本人にその旨を報告し，月 1 回のビスホスホネート製剤を継続とした．

　カルシウム剤とビタミン D 製剤の併用は副作用が起こりやすいので注意が必要である．ビタミン D 製剤だけを処方しているつもりでもサプリメントとして患者本人が独自にカルシウムを内服していることもあるので注意が必要である．カルシウム剤で最も頻度も高い副作用は胃腸障害であり，便秘を起こすことが多い．腰椎圧迫骨折の既往や変形性腰椎症がある症例では偽性に骨密度が高く測定されることがあるので，その際は大腿骨近位部骨密度を測定する．ビスホスホネート製剤やデノスマブといった骨吸収抑制薬の効果判定には，骨密度測定のみならず骨吸収マーカーも有用である．検査結果を患者に報告するこ

とで，治療継続のモチベーションを高めてもらうことも重要である．

　骨粗鬆症の薬物治療における服薬状況は，治療開始後1年で半数近くの症例で処方どおりの服薬ができずに脱落してしまうと考えられている．したがって，外来主治医は内服患者が骨粗鬆症薬を内服できているか，服薬管理を行うことが重要となる．例えば，定期的な内服が困難な症例においては，内服回数が月1回で済むビスホスホネート製剤の処方や，服薬アドヒアランスの低下が懸念される症例においては，注射薬（デノスマブ，テリパラチド酢酸塩，ビスホスホネート注射製剤）を用いて医院で確実に注射を行う，といった薬剤への変更も検討する．また，骨代謝マーカーや骨密度測定の結果を患者に説明することで内服の効果を本人に実感してもらい，治療に対するモチベーションを上げていくことも重要となる．

ここがポイント！

- 高齢者のQOLならびに生命予後において骨折予防は重要である．
- 骨粗鬆症の早期診断，早期治療を行うことが骨折予防の重要な鍵となる．
- 骨粗鬆症の治療薬は多く存在し，注射薬や月1回製剤さらには半年に1回の注射薬もあり，ライフスタイルに合わせて多剤にならないよう注意し，選択する．
- 骨粗鬆症の治療継続が重要であり，患者のモチベーションを高めるべく骨粗鬆症の理解と治療効果を一緒に共有していくことも大事である．

文献

1) Osteoporosis Prevention, Diagnosis, and Therapy. NIH Consensus Statement, 17：1-36, 2000.
2) 日本骨代謝学会，日本骨粗鬆症学会合同原発性骨粗鬆症診断基準改訂検討委員会：Osteoporosis Jpn, 21：11, 2013.
3) 骨粗鬆症の予防と治療ガイドライン作成委員会 編：骨粗鬆症の予防と治療ガイドライン2015年版，ライフサイエンス出版，2015.
4) Vergnaud P, et al：Undercarboxylated osteocalcin measured with a specific immunoassay predicts hip fracture in elderly women：the EPIDOS Study. J Clin Endocrinol Metab, 82：719-724, 1997.
5) Shiraki M, et al：High level of serum undercarboxylated osteocalcin in patients with incident fractures during bisphosphonate treatment. J Bone Miner Metab, 28：578-584, 2010.

〈浦野友彦〉

11 関節リウマチ

　関節リウマチ（rheumatoid arthritis；RA）の治療目標は，関節炎を制御することで関節破壊進行を抑制し，身体機能を改善させることである．多くのランダム化比較試験（RCT）や観察研究からTNF阻害薬などの分子標的薬とメトトレキサート（MTX）に関して有効性と安全性のエビデンスが揃ってきたが，対象となっている患者は40〜60代が中心であり，現存するRAの診療ガイドラインは高齢者が想定されていない．一方でいくつかの観察研究やRCTのサブ解析により，高齢RAも若年者同様に関節破壊が進行し，MTXなどの抗リウマチ薬や分子標的薬による積極的な治療は高齢者の身体機能を改善させることが示されている[1]．日本老年医学会の診療ガイドライン[2]において，高齢RAに対して抗リウマチ薬は治療開始が推奨されるべき薬剤となっている．一方で，抗リウマチ薬は有効性が高い薬剤ほど感染症合併のリスクを伴う両刃の剣であり，安全性が問題となるケースが高齢RAでは珍しくない．また，高齢RAは合併症が若年RAより明らかに多く，抗リウマチ薬，抗リウマチ薬による副作用を管理するための薬剤，合併症に対する薬剤が投与され，ポリファーマシーの弊害が問題となる．ここでは，具体的な症例を提示して，RAに対する併用療法による治療強化療法の考え方，ポリファーマシーの高齢RAで，どのように薬剤を中止あるいは漸減することができるか述べる．

RAに対する併用療法による治療強化療法

症例 治療初期から多剤併用にて治療強化を行った75歳，女性

● 来院までの経緯　高血圧，糖尿病，脂質異常症で内科通院中．アジルサルタン，シタグリプチン，アトルバスタチンを内服中．日常生活機能は自立

しており，趣味のボーリングを楽しんでいた．1年前から起床時の両肩関節痛が出現，近医整形外科を受診しジクロフェナクナトリウムとエペゾシンが開始された．9ヵ月前から，階段を降りるときに膝の痛みを自覚するようになり，その後関節水腫も出現し整形外科主治医で定期的に関節穿刺を受けていた．半年前から心窩部痛が出現し，ファモチジン，レバミピドが開始された．4ヵ月前から起床時に手指の疼痛を自覚しプレガバリンが開始された．2ヵ月前から足関節の運動時痛を自覚し，足関節周囲に圧痕性浮腫が出現し，内科でフロセミドが処方された．1ヵ月前から雑巾を絞ると手関節の痛みを自覚するようになり，手指のむくみも出現し家事がつらくなってきたため，リウマチ科を受診．

● 初診時　触診で，両手関節，右 2, 5 指 MCP 関節，左 3, 4 PIP 関節の腫脹と圧痛，両肩関節の拳上制限と圧痛，右膝関節，右足関節の腫脹と圧痛，右足関節中心に下腿遠位から足背にかけての圧痕性浮腫を認めた．血液検査ではリウマトイド因子（RF）陰性，抗 CCP 抗体陰性，X 線所見では PIP 関節に軽度の関節裂隙の狭小化を認めるが，明らかな骨びらんを認めなかった．手，手指関節の関節エコーでは腫脹部位に一致して滑膜肥厚と関節滑膜炎の所見を認めた．関節リウマチの分類基準を満たし，RF 陰性，抗 CCP 抗体陰性の関節リウマチと診断し，MTX 6 mg/週と葉酸 5 mg/週が開始された．身体機能低下を認め早期の疾患活動性のコントロールが必要であったため，プレドニゾロン（PSL）5 mg/日が併用された．

　腎機能は推定クレアチニンクリアランスで 45 mL/分程度，体重は 54 kg，MTX は治療開始 3 ヵ月後に 12 mg/週まで増量されたが，疾患活動性はコントロールされず，血糖コントロール，血圧コントロールが悪化し，グリメピリド，アムロジピンも開始された．PSL の減量が困難であり，骨密度は YAM で 80％であったがステロイド性骨粗鬆症対策でアレンドロン酸とエルデカルシトールが開始された．MTX 開始 5 ヵ月目，中等度の疾患活動性が持続するため，TNF 阻害薬のインフリキシマブが開始された．その際にニューモシスチス肺炎のリスクが高いと考えられ ST 合剤が併用された．胸膜肥厚があり，イソニアジドとピリドキサールリン酸エステル水和物が開始された．

●その後の経過　TNF 阻害薬開始後関節炎は速やかに改善し，血糖コントロールも改善してきた．PSL は漸減中止し，ジクロフェナクナトリウム，エペゾシン，ファモチジン，レバミピド，プレガバリン，グリメピリド，アムロジピン，フロセミド，アレンドロン酸とエルデカルシトールが中止された．イソニアジドとピリドキサールリン酸エステル水和物は 9 ヵ月投与され中止された．インフリキシマブ開始 1 年後寛解維持しており，インフリキシマブも中止され，MTX を 8 mg/週まで減量，ST 合剤を中止した．最終的には MTX 8 mg/週，葉酸 5 mg/週，ジルサルタン，シタグリプチン，アトルバスタチンで経過良好となった．

1 多剤併用療法による治療強化の考え方

　MTX は効果発現まで 2～3 ヵ月，最大の効果は 6 ヵ月後に出現するため，高疾患活動性で身体機能が低下し，早期に疾患活動性をコントロールしたい場合は，少量の PSL 5～10 mg が併用される．ただし長期の PSL の使用は少量であったとしても PSL 関連の有害事象のリスクを高めるため，PSL の使用は 6 ヵ月以内が望ましい[3]．本症例のように MTX 十分量を 3～4 ヵ月使用後も疾患活動性が高い場合は，分子標的薬との併用が考慮される．どの分子標的薬を第一選択薬にするかについてのガイドラインやエビデンスは存在しない．TNF 阻害薬とアバタセプトは MTX 併用の有効性が高いことが示されており[3]，MTX に忍容性があるケースでは MTX を継続する．IL-6 受容体阻害薬については単剤の有効性が高く，MTX を併用しないケースもあるが，併用した方がより効果は高い[3]．

　経済的理由，安全性の理由から MTX に分子標的薬ではなく他の抗リウマチ薬を併用することがある．単剤ではコントロールが困難であるが併用ではコントロールが可能となるため，疾患活動性がコントロールされ病状が安定している場合は，中止しないで継続することが望ましい．近年，MTX と他の抗リウマチ薬，PSL の併用が，生物学的製剤と MTX の併用と同等の有効性を示したことが RCT で証明されており，初期から多剤併用が行われる場合もある[3]．

2 中止が望ましい薬剤

　本症例は19の薬剤が併用されたが，高齢RAではこのような経過は珍しくない．特に進行期の高齢RAとポリファーマシーとの関連が報告されている．日本老年医学会から提唱された診療ガイドライン[2]で提示された高齢者で慎重な投与が望ましい薬剤として，ジクロフェナクナトリウム，ファモチジン，フロセミド，グリメピリドが含まれている．本症例ではジクロフェナクナトリウムとフロセミドの併用により腎障害が悪化したと考えられた．また，NSAIDsにH_2受容体拮抗薬が併用されていたが，H_2受容体拮抗薬はNSAIDsの消化管潰瘍の予防効果はなく，むしろ症状をマスクして消化管潰瘍を悪化させてしまうリスクもあることに留意すべきである．やむを得ず長期にNSAIDsを高齢者に使用する場合は，日本老年医学会の診療ガイドライン[2]に示されるように，H_2受容体拮抗薬ではなく，プロトンポンプ阻害薬かミソプロストールの併用が望ましい．内服薬の数が少なくて済む点ではプロトンポンプ阻害薬の併用が高齢者では行いやすい．また，消化管潰瘍のリスク軽減の観点からは，ジクロフェナクナトリウムのような非選択性のNSAIDsよりもセレコキシブなどのCOX2選択性の高いNSAIDsの方が長期に使用しやすい．わが国ではセレコキシブの添付文書に心血管イベントのリスクとの関連が記載されているが，近年の報告では非選択性のNSAIDs，COX2選択性のNSAIDsの両方において，長期内服が心血管イベントのリスクの増加と関連することが報告されており[4]，動脈硬化のリスクが高いケースへのNSAIDsの長期投与は，可能な限り避けることが望ましい[5]．

3 ポリファーマシーを解消するための考え方

　高齢発症RAでは本症例のように大関節から発症するケースがあり，RF，抗CCP抗体陰性例も40％程度と頻度は高く[1]，発症初期には本症例のようにRAの診断が困難となり，慢性の難治性疼痛として本症例のように複数の薬剤が投与されていることがある．また，足関節からMTX関節の関節炎による反応性の浮腫に対して利尿薬が開始され，NSAIDsの併用で腎機能が悪化することがある．RAと診断できればRAに本来無効なエペリゾンとプレガバリンは中止が望ましい．また関節炎に伴う反応性浮腫に対してはフロセミドも中止すべきである．本症例では関節炎コントロールとともにNSAIDsと利尿薬を中止で

き，腎機能も改善した．

　糖尿病については慢性炎症の持続で血糖コントロールが悪化し，PSL の併用は増悪因子となるが，疾患活動性を改善させると血糖コントロールも改善し，PSL の減量でさらに改善する．

　TNF 阻害薬は早期 RA に使用した場合，疾患活動性が 6 ヵ月以上寛解あるいは低疾患活動性にあると，40〜50％のケースで TNF 阻害薬を 1 年以上休薬，あるいは中止できることから[3]，本症例では治療開始 1 年後にインフリキシマブが中止された．

　ST 合剤は，65 歳の高齢者，PSL 6 mg 以上の使用，肺疾患合併者，糖尿病が TNF 阻害薬投与中のニューモシスチス肺炎の危険因子であることから[6]，これらの危険因子を 2 つ有すると分子標的薬開始時に ST 合剤の併用が推奨される．ST 合剤の中止の基準は不明で個々の主治医の判断に委ねられているが，本症例では PSL と TNF 阻害薬を中止でき，MTX を低用量まで減量できたため，ST 合剤を中止した．

感染症合併時の薬剤中止

症例　感染症を合併した高齢 RA 患者 81 歳，女性

● 現病歴　罹病期間 30 年，関節破壊進行例，リウマトイド因子陽性，抗 CCP 抗体陽性の関節リウマチ．半年前から脊椎圧迫骨折と腰部脊柱管狭窄症に伴う腰痛が悪化し，日常生活は車いす主体で，屋内伝い歩きは可能であった．PSL 5 mg を 20 年程度長期に内服しており，2 年前から抗リウマチ薬として MTX と TNF 阻害薬のエタネルセプトが開始され，疾患活動性は低疾患活動性にコントロールされていた．関節痛は改善していたが，腰痛が持続していたためセレコキシブが投与されており，ランソプラゾールが併用されていた．

　合併症としては，認知症でドネペジル内服中，また軽度の間質性肺炎，気管支拡張症，慢性咳と痰を認め，クラリスロマイシン少量を内服していた．また，ステロイド性骨粗鬆症合併のためリセドロ酸とエルデカルシトールを内服中，陳旧性肺結核を認め，エタネルセプト投与開始時にイソニア

ジドとピリドキサールリン酸エステル水和物が開始されていた．ニューモシスチス肺炎のリスク因子を有しているため ST 合剤 0.5 g/日を内服していた．

●来院までの経緯　1 年前に労作時の胸部圧迫感を訴えたところ，狭心症が疑われ硝酸イソソルビドとバイアスピリンが投与されていた．2 週間前から気道症状が出現，発熱を認めインフルエンザ感染症との診断でオセルタミビルが開始され解熱したが，1 週前から再度発熱し，気道症状悪化を認め救急外来受診，細菌性肺炎の診断で緊急入院となった．

●入院後の経過　MTX，エタネルセプトを中止し，抗菌薬投与で肺炎は改善したが，廃用性萎縮が進み，体重は 35 kg とるいそうが目立ち，身の回りの動作をするにも介助が必要となった．

1 薬剤中止に対する考え方

　免疫抑制療法を受けて長期に安定している高齢 RA 患者が感染症を合併した場合，感染症が悪化するリスクを考慮して，MTX などの抗リウマチ薬や TNF 阻害薬，IL-6 受容体阻害薬，CTLA-4 製剤，ヤヌスキナーゼ阻害薬などの分子標的薬は休薬が望ましい．抗リウマチ薬や生物学的製剤は，一時的に休薬しても疾患活動性はすぐには悪化しない．PSL に関しては，感染症合併時に内服できなくなり中止してしまうと副腎不全を合併するため，内服できるまで水溶性プレドニゾロンなどの点滴製剤の投与が必要となる．

　感染症回復後の MTX や分子標的薬の再開については一定の基準がないが，個々の感染症リスク，日常生活機能，社会的な側面から総合的に判断し，リスクがベネフィットを上回ると判断した場合は，MTX や分子標的薬は中止すべき薬剤となる．RA の感染症リスク因子は高齢者，関節破壊進行例，日常生活機能低下例，PSL 長期使用例，肺疾患合併例であることが知られており，本症例では感染症のリスクが高いと判断し，MTX と TNF 阻害薬を再開しなかった．

　セレコキシブとランソプラゾールについては，疼痛を軽減するための治療として必要となるが，前述のような消化管障害や腎障害のリスクがある．アセトアミノフェンを使用する場合は高用量が必要となり，その安全性は確立していない．経験的にはアセトアミノフェンとトラマドール塩酸塩の併用は本症例の

ようなケースで有用である.

　また，本症例では免疫抑制療法中のRAの気管支拡張症と慢性気管支炎に対して，クラリスロマイシン少量投与が2年以上継続されていた．MTXとTNF阻害薬が中止され，クラリスロマイシンは一度中止し，症状が悪化時は再開の方針とした．

　さらに，本症例にはステロイド性骨粗鬆症と脆弱骨折があり，今後もPSLは継続の必要があることから，リセドロ酸とエルデカルシトールは継続が望ましい．破骨細胞抑制効果からRAへの有効性も期待されているデノスマブへの変更は選択肢となり得る．

　イソニアジドとピリドキサールリン酸エステル水和物は潜在性結核の治療として6～9ヵ月投与すればよく，中止すべき薬剤である．

　硝酸イソソルビドとバイアスピリンについては，冠動脈評価などの精査が行われないで投与が継続されていることから，中止が考慮される薬剤の候補となる．しかし，欧米のデータでは，関節リウマチの関節破壊進行例と長期PSL継続は，古典的なリスク因子とは独立して冠動脈疾患のリスク因子であることから[7]，中止する場合は慎重な判断が必要となる．

　高齢RA診療においても多剤併用が問題となることが多く，中止できる薬剤は中止する努力が必要である．個々の症例で中止できる薬剤は異なるが，代表的な具体例を挙げて，RAに対する多剤併用と薬剤中止の考え方を概説した．RA治療薬の中止は非専門医が判断しなければならないケースがあり，**表3-19**に日常診療で遭遇することが予想される合併症発現時の中止の判断をまとめた．

表 3-19 抗リウマチ薬の中止の判断

薬　剤	中止の判断
MTX	副作用軽減のため葉酸を併用する． ①感染症 　中止．中止後も数週間は再発しないことが多い．感冒でも脱水が懸念されるときは中止．インフルエンザワクチンと肺炎球菌ワクチンは推奨されている． ②肝障害，骨髄抑制，口内炎，食欲低下 　用量依存性の副作用であり中止．回復後用量を減らして再開．脱水などを契機とする腎機能低下に伴いMTXの血中濃度が上昇し発現することがある． ③急性肺障害 　速やかに中止．MTX誘発性間質性肺炎，RAに伴う間質性肺炎，ニューモシスチス肺炎，ウイルス性肺炎，異型肺炎，肺水腫の鑑別が必要．MTX誘発性と判断した場合，再開は禁忌．RAに伴う間質性肺炎合併例でも再開しない． ④腎障害 　推定クレアチニンクリアランス 30 mL/分未満では原則中止．低用量で継続あるいは再開することもあるが，用量依存性の副作用が出現しやすくなるため注意． ⑤悪性リンパ腫 　MTX関連では中止で改善するため，疑わしい臨床所見が出現したら中止．
サラゾスルファピリジン	MTXと併用されることあり． ①薬　疹 　投与開始3ヵ月以内に多い，中止のみで改善することが多いが，重症化することもあるため注意． ②骨髄抑制，低γグロブリン血症，肝障害，薬剤誘発性ループス 　中止．
タクロリムス	MTXと併用されることあり． さまざまな薬剤と相互作用あり．エリスロマイシン系の抗菌薬，抗真菌薬との併用で血中濃度が上昇し副作用誘発のリスクあり．スピロノラクトンとの併用は高カリウム血症誘発リスクがあるため併用禁忌． ①腎障害，高カリウム血症 　中止．併用薬剤の確認，血中濃度の確認，推定クレアチニンクリアランス 30 mL/分未満は原則中止．低用量で再開することもあるが腎障害の悪化に注意． ②糖尿病，高血圧の悪化 　継続．重症例や治療抵抗例は中止． ③感染症 　中止．

（次ページへ続く）

薬　剤	中止の判断
イグラチモド	MTXと併用されることあり． ①心房細動などワルファリン併用が必要となる合併症 　ワルファリンと併用で出血　傾向増強するため中止． ②消化管潰瘍 　悪化の危険性あり中止． ③肝障害，腎障害 　中止．改善後用量の調整．
ブシラミン	単剤で有効例あり．わが国での使用頻度は高いが，MTXとの併用に関する有効性のエビデンスは乏しい． ①タンパク尿，血尿 　膜性腎症の可能性あり．中止して経過観察．中止のみで改善することが多い． ②間質性肺炎，薬疹，血球減少，肝障害 　中止．
ミゾリビン	骨髄抑制，腎障害出現時　減量あるいは中止． MTX併用のエビデンスは不十分．
●TNF阻害薬 インフリキシマブ エタネルセプト アダリムマブ ゴリムマブ セルトリズマブペゴル ●抗IL-6受容体抗体 トシリズマブ ●T細胞選択的阻害薬 アバタセプト ●ヤヌスキナーゼ阻害薬 トファシチニブ	MTXと併用されることあり． ①感染症（細菌性肺炎，結核，ニューモシスチス肺炎，深在性真菌症，非結核性抗酸菌症，帯状疱疹，憩室炎，その他日和見感染症） 　速やかに中止する．中止後も数週間RAは再発しないことが多い． 　初期は感染症の重症度に比して，血液検査でCRPが軽度の上昇にとどまることがあるため，注意が必要．インフルエンザワクチンと肺炎球菌ワクチンは推奨されている． ②悪性腫瘍 　安全性が確立されていないため中止する． ③心不全 　TNF阻害薬はうっ血性心不全を悪化させるため中止する．他の分子標的薬についても安全性は確立していないため原則中止する． ④好中球減少，リンパ球減少，低γグロブリン血症 　感染症のリスクを考慮して中止． ⑤B型肝炎 　HBc抗体あるいはHBs抗体陽性例では再活性化リスクあり，定期的にHBVDNAを測定する．再活性化例ではエンテカビルなどの抗ウイルス薬を投与する．B型肝炎発症時は，分子標的薬を中止すると肝炎が重症化することがあるため，中止の判断は肝臓専門医にコンサルトする． ⑥EBウイルス再活性化 　再活性化に伴うリンパ増殖性疾患を合併した場合は中止．

ここがポイント！

- 高齢発症の関節リウマチでは，早期に疾患活動性をコントロールするためMTXと他の抗リウマチ薬や分子標的薬を併用することがある．身体機能低下例では早期に疾患活動性をコントロールする目的で少量ステロイドを併用することがあり，それに伴い骨粗鬆症や感染症対策のためにポリファーマシーとなることがある．

- 疾患活動性がコントロールされれば，ステロイドは中止すべき薬剤であり，ポリファーマシーの弊害を減らすために薬剤を減らすことが検討できる．

- 抗リウマチ薬は関節リウマチでは開始を検討すべき薬剤であるが，感染症を合併した場合は中止すべき薬剤となる．また，進行期で身体機能低下が著しいケースは有害事象の合併リスクが高いため，抗リウマチ薬の中止を検討する．

文献

1) Sugihara T, et al：Structural and functional outcomes of a therapeutic strategy targeting low disease activity in patients with elderly-onset rheumatoid arthritis：a prospective cohort study (CRANE). Rheumatology (Oxford), 54：798-807, 2014.
2) 日本老年医学会 編：高齢者の安全な薬物療法ガイドライン 2015, メジカルビュー社, 2015.
3) Smolen JS, et al：EULAR recommendations for the management of rheumatoid arthritis with synthetic and biological disease-modifying antirheumatic drugs：2013 update. Ann Rheum Dis, 2013.(doi：10.1136/annrheumdis-2013-204573)
4) Scott PA, et al：Non-steroidal anti-inflammatory drugs and myocardial infarctions：comparative systematic review of evidence from observational studies and randomised controlled trials. Ann Rheum Dis, 66：1296-1304, 2007.
5) Peters MJ, et al：EULAR evidence-based recommendations for cardiovascular risk management in patients with rheumatoid arthritis and other forms of inflammatory arthritis. Ann Rheum Dis, 69：325-331, 2010.(doi：10.1136/ard.2009.113696)
6) Harigai M, et al：Pneumocystis pneumonia associated with infliximab in Japan. N Engl J Med, 357：1874-1876, 2007.
7) 杉原毅彦ほか：高齢者のリウマチ・膠原病の疫学. 臨床雑誌内科, 115：357-361, 2015.

〈杉原毅彦〉

12 慢性疼痛

　わが国の慢性疼痛患者は腰部，頸部，肩関節，膝関節など，運動器に疼痛を訴える患者が最も多く，0～10までの11段階で，5以上の強度の運動器疼痛が6ヵ月以上持続する中等度以上の重症度の慢性疼痛患者が人口当たり15.4％を占める[1]．これらの患者は，身体的健康度が非疼痛患者よりも低いだけでなく，精神的健康度も著しく低い．欧州を中心に使用されているQOLの評価尺度EQ-5Dは「0」を死亡した状態，「1」を健康な状態としてさまざまな疾患のQOLを0～1の間で一律に評価する尺度であるが，慢性疼痛患者のEQ-5DによるQOLを評価すると，約0.7であることが最近報告された[2]．EQ-5D＝0.7は中等度の狭心症患者のQOLと同等で，慢性疼痛がQOLを大きく損なうことが理解できる．概して，慢性疼痛の罹患率は年齢と共に増加し，高齢者では筋骨格系の変性に伴って，慢性疼痛を罹患しやすくなる．したがって，変形性関節症など筋骨格系の変性に起因する慢性疼痛は，健康寿命の阻害因子の一つとして挙げられている．ここでは，高齢者の慢性疼痛に対する実践的治療戦略について，薬物療法を中心に概説する．

患者評価

1 痛みの視点

　慢性疼痛症候群に対する治療を実践し成功させるためには，患者の問題点を集学的に評価し，患者にとって真に必要な治療を厳選することが必須である．集学的な患者評価としては，現病歴，これまでの治療歴とその反応性，理学所見（運動，感覚，自律神経系），ADL/QOL，既往歴，職業歴（職業上の問題），精神心理学的問題，過去の薬物の不適切な使用の既往などについての網羅的な評価が推奨され，個々の慢性疼痛患者が抱える問題点を，生物心理社会的モデ

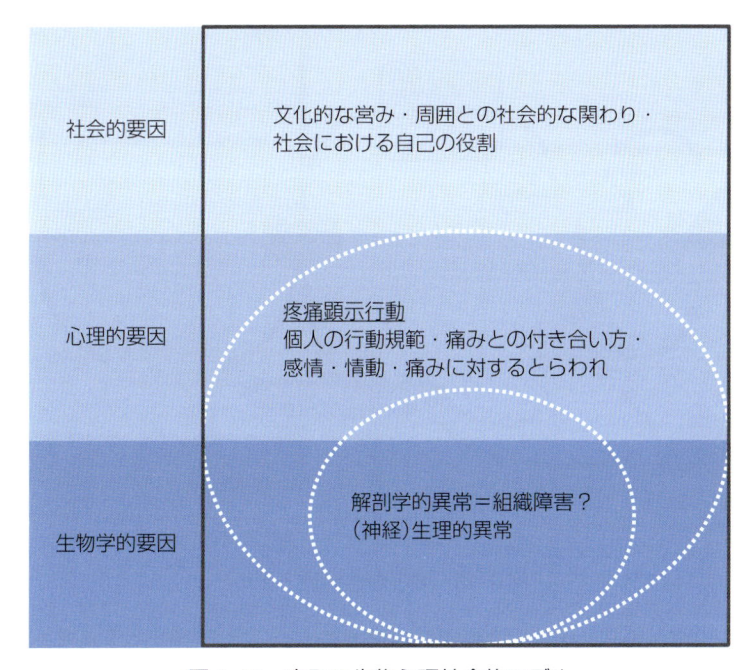

図 3-15 痛みの生物心理社会的モデル
痛みを分析し理解するためには，生物学的要因/心理的要因/社会的要因の3要因を層別化して考える．

ルに基づいて層別化して評価する（**図 3-15**）．このモデルは，「疾患は生物学的な因子（例：組織傷害）と共に必ず心理学的および社会的因子を含んでいる」ことを提唱する概念的モデルである．「疾患は何らかの組織障害（だけ）に起因して発症する」とする生物医学還元モデル（論）が古来より医学分野では支配的であったが，慢性疼痛疾患はこの考えだけでは明らかに不十分であり，生物心理社会的モデルの導入が必要である．さらに，痛みの原因にかかわらず，慢性的に痛みが遷延化した状態では，痛みの悪循環（**図 3-16**）[3]が形成されていることを想定した評価が必要である．

　薬物療法における薬物選択の指標として，痛みの病態を評価することも重要である．高齢者では，筋骨格系組織の傷害や炎症に起因する侵害受容性疼痛/炎症性疼痛に加え，筋骨格系の変性が神経系を圧迫・障害する神経障害性疼痛の頻度も高い．ただし，侵害受容性疼痛/炎症性疼痛と神経障害性疼痛は異なる病態ではあるが，炎症の遷延による神経系の過興奮から，アロディニア（触覚刺

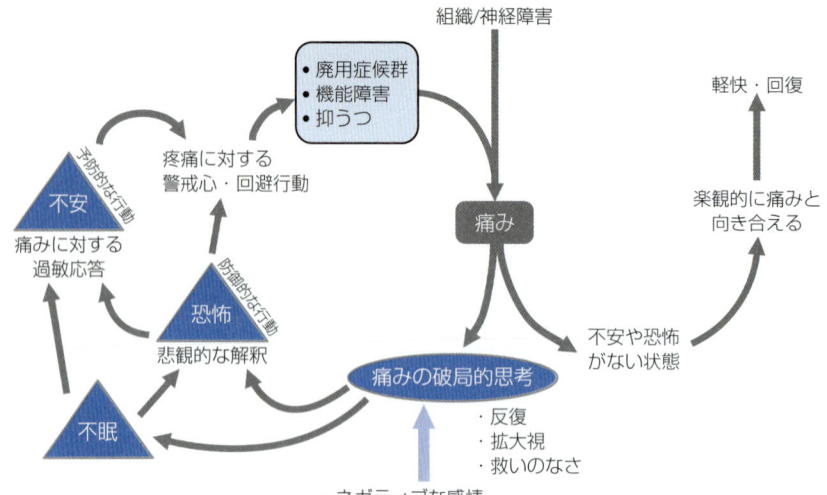

第3章 個々の疾患に対する処方整理の考え方

図 3-16　痛みの悪循環モデル
組織傷害や神経障害によって痛みが生じると，痛みの破局的思考，不眠，不安，恐怖，抑うつなどの陰性因子によって痛みの認知が修飾を受ける．これらは痛みの悪循環として疼痛の遷延化を引き起こす．さらに，組織傷害や神経障害がなくてもこの痛みの悪循環モデルは成立すると考えられる．

(文献 3 より引用，改変)

激によって痛みが起きること）と痛覚過敏も生じたような場合では，炎症性疼痛でも神経障害性疼痛に準じた病態と捉えなければいけないこともあり，臨床現場ではこれらの病態が併存していると考えると理解しやすい．このほか，加齢性の意欲の低下から抑うつ状態になり，体感幻覚として痛みを訴えたり，認知症による幻覚妄想から痛みを訴えることもあり，これらは心因性疼痛を含む非特異的疼痛として分類される．非特異的疼痛や心因性疼痛は，抗精神病薬を含む一般化が困難な治療戦略が必要なため，ここでは扱わないこととする．

慢性疼痛の診療では，痛みの発生起源（解剖あるいは生理的異常）を検索することに評価が集中しがちであるが，それぞれの病態に対して生物心理社会的要因が痛みの訴えを修飾することを銘記しなければならず，心因性疼痛と混同してはならない．

2 薬物の適正使用の視点

　慢性疾患の管理においては，患者自身が疾患を正しく理解して，処方された薬剤を正しく使用し，健康に悪影響を与える要因を避けるなど，健康を維持・増進するために必要な要因に積極的に取り組む姿勢が必要である．このような疾患コントロールの観点から望ましい行動パターンを総括して，ヘルスリテラシー（health literacy）と呼ぶ．ヘルスリテラシーは健康関連教養とも訳され，「生活習慣と生活状況の改善を通じて，個人やコミュニティの健康改善ができるよう，主体的に行動するための知識・生活上の技術，技能・自信の成熟度」とWHOによって定義されている．ヘルスリテラシーが低い患者では，疾患に対するとらわれは強化されている一方，医療や薬物療法についての絶対的な知識の欠落から適正な服薬行動が取れずに疾患コントロールが悪くなるため，救急外来の利用や緊急入院などによる医療費の高騰だけでなく死亡率も高い[4]．慢性疼痛疾患においても，ヘルスリテラシーが低い患者群では，薬剤の知識が少なく，適正使用ができないことが示されている[5]．

　ヘルスリテラシーには，機能的ヘルスリテラシー（基本的な書字能力と文章を理解する能力），相互作用的ヘルスリテラシー（積極的に健康関連情報を収集できる能力），批判的ヘルスリテラシー（健康関連情報を批判的に吟味し，自分の健康維持・増進につなげることができる能力）のほかに，数的ヘルスリテラシー（数字を正しく理解，利用できる能力）が知られている．薬剤の錠数や服薬回数のように，薬剤の適正使用のためには数的ヘルスリテラシーが欠かせない．そこでわれわれは，数的ヘルスリテラシーの評価ツールとして，アメリカで開発されたNewest Vital Sign（NVS）の日本語版を開発した（図3-17）[6]．近年，オピオイド鎮痛薬が非がん性慢性疼痛に対しても使用されるようになってきている．オピオイド鎮痛薬は，過量投与によって鎮静，呼吸抑制の副作用が発現するだけでなく，過小投与によっても退薬徴候が発現するため，他の薬剤よりもさらに適正使用が重要である．高齢者は，基本的な認知機能の低下のために，NVS日本語版でもヘルスリテラシーが低いと判断されることが多い．そのような場合には，介護支援資源についての評価を加えることが，患者の適正な薬物療法の実施のために必須であると考えている．

第3章　個々の疾患に対する処方整理の考え方

この栄養成分表は，500 g のアイスクリーム箱の裏面に記載されているものです．

栄養成分表		
分量（1個あたり）	100 mL	
1箱あたりの内容量（個）	4	
含有量	（1個あたり）	
キロカロリー（kcal）	250	
脂肪キロカロリー（kcal）	120	
		％（成人1日摂取量に対する割合）
総脂質	13 g	20％*
飽和脂肪酸	9 g	40％*
コレステロール	28 mg	12％*
ナトリウム	55 mg	2％*
総炭水化物	30 g	12％*
食物繊維	2 g	
糖類	23 g	
タンパク質	4 g	8％

＊成人1日摂取量に対する割合は，2,000 kcal の食事に基づいて計算しています．実際のあなたの1日摂取カロリーの必要量は，2,000 kcal よりも高い（あるいは低い）可能性があります．

含有成分：乳脂，脱脂粉乳，液糖，水，卵黄，ブラウンシュガー，乳脂肪，ピーナッツ油，砂糖，バター，食塩，カラギーナン，バニラ抽出物

1. この箱のアイスクリームを全部食べると，何 kcal 食べたことになるでしょうか？
   答：（　　　　　　　　　　　　　　　　　　）
2. 間食として炭水化物を 60 g 食べることが認められているとすると，どれくらいの量のアイスクリームを食べてよいでしょうか？
   答：（　　　　　　　　　　　　　　　　　　）
3. あなたはお医者さんから，食事でとる飽和脂肪酸の量を減らすように指導されています．あなたは通常，1日に 42 g の飽和脂肪酸を摂取しており，その中には1個分のアイスクリームも含まれています．アイスクリームを食べるのをやめると，1日の飽和脂肪酸の摂取量は何 g になるでしょうか？
   答：（　　　　　　　　　　　　　　　　　　）
4. あなたが通常1日に 2,500 kcal を摂取しているとして，アイスクリーム1個を食べると，1日の総カロリー摂取量の何％分を食べたことになるでしょうか？
   答：（　　　　　　　　　　　　　　　　　　）

仮に以下の物質に対するアレルギーをあなたが持っているとします．
〔ペニシリン，ピーナッツ，ラテックス手袋，ハチ毒〕

5. あなたはこのアイスクリームを食べても大丈夫でしょうか？　　はい　いいえ
6. もし問5で食べてはいけないと思う場合，そのように思う理由を書いて下さい．
   （　　　　　　　　　　　　　　　　　　　　　　　　　　　　　　　　　　　）

図 3-17　数的ヘルスリテラシーの評価ツール：Newest Vital Sign 日本語版

（文献6より引用）

薬物療法の選択基準

痛みを主訴として受診した患者に薬物療法を適応する場合には，まず①非がん性疼痛か？ ②がん性疼痛か？ の判断から開始する（図3-18a, b）．続いて，がん性疼痛であれば，その病期（終末期か？ がん治療期か？：図3-18c, d）を検討し，そして病態に応じた薬剤を選択する．

1 非がん性疼痛（図3-18a）
a 侵害受容性/炎症性疼痛（図3-18i）

変形性関節症や脊椎圧迫骨折などの非がん性侵害受容性/炎症性疼痛疾患に対しては，オピオイド鎮痛薬のほか，COX-2選択的阻害薬，PPIを併用したNSAIDs，アセトアミノフェンのエビデンスレベルが最も高く，複数の治療指針でこれらの有用性が支持されている[7]．アセトアミノフェンは，NSAIDsやCOX-2選択的阻害薬に比べると確かに頻度は少ないものの，単独投与でも腎障害や出血性消化管合併症の可能性があるので注意を要する．また，肝障害に十分な注意が必要であり，抗炎症作用はほとんどない．非オピオイド鎮痛薬が効果不十分であれば，弱オピオイド鎮痛薬の導入を検討する．なかでも，トラマドール製剤は経口剤のため調節性に優れ，口腔内崩壊（OD）錠の剤形もあるため，嚥下機能低下や心機能障害，腎機能障害のために飲水制限が必要な高齢者にも使用しやすい．加えて，1日1回内服の徐放製剤も使用できるようになったため，OD錠で導入し，漸増後は，ヘルスリテラシーが低く薬物療法の適正

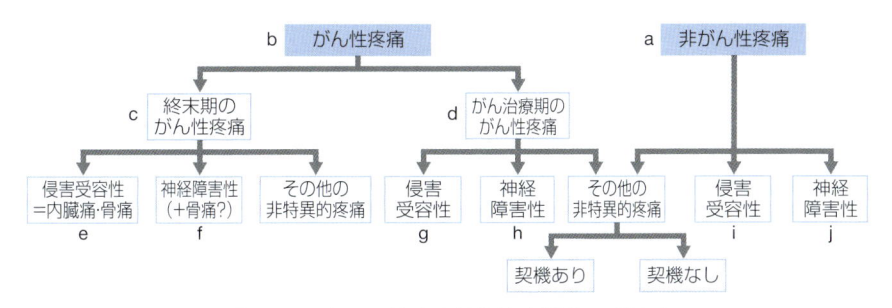

図3-18 痛みに対する薬物治療戦略の考え方
痛みの薬物治療戦略では，がん性/非がん性，病期，病態を考えて治療戦略を計画する．アルファベットが示す各論は本文参照のこと．

使用が困難な患者でも，薬物アドヒアランスが低下しないよう服薬回数と錠数をできるだけ少なくすることができる徐放製剤への切り替えが妥当であると考えられる[8]．

> **症例　高齢者の NSAIDs に抵抗性の変形性膝関節症 82 歳，女性**
>
> ●来院までの経緯　歩行時の左膝痛が出現し，特に階段の昇降時に痛みが強かった．NSAIDs の貼付剤や内服は無効であった．痛みのために趣味のフラダンスを休みがちになってしまったが，大会に出場したいと思っていた．
>
> ●受診時　トラマドール OD 錠 25 mg 0.5 錠（半割線が入っており高齢者でも分割しやすい）を就寝前に服薬する．嘔気時の頓用薬として，プロクロルペラジン 5 mg 1 錠も処方している（1 日 3 回まで．ただし，高齢者では錐体外路症状が出やすいため，できるだけ内服しないことが望ましいことを併せて教育する）．
>
> ●その後の処方　トラマドール OD 錠 25 mg 0.5 錠での副作用が許容されるようであれば，25 mg 錠を 1 回 1 錠 1 日 1 回（就寝前）→1 回 1 錠 1 日 2 回（朝食後，就寝前）→1 回 1 錠 1 日 3 回（朝夕食後，就寝前）まで漸増する．その後，効果不十分であれば，トラマドール徐放剤 100 mg 1 錠（就寝前）に増量し，さらに，トラマドール OD 錠 25 mg を追加し，200 mg に増量する際に徐放剤 100 mg 2 錠に変更する．

　トラマドールによる副作用のうち，嘔気・嘔吐，眠気は服薬開始から 2〜3 日間で耐性が形成され寛解することが非常に多い．これらの副作用は用量依存性，血中濃度依存性であることが多いため，OD 錠を半割して服薬させることによって実質 12.5 mg というごく少量から導入し，副作用発現を抑える．また，OD 錠 12.5 mg を就寝前に内服させることによって，血中濃度が上昇し下降することにより副作用が出やすい時間帯を就寝中にやり過ごし，患者が副作用を自覚しないようにすることが期待できる．このような副作用対策を施すことで，鎮痛必要量まで漸増する患者の意欲を削がないように留意している．また，初回導入量からしばらくの間は，副作用軽減を目的にごく少量から開始しているので，鎮痛効果は期待できない可能性を事前に説明しておくことが必要であ

る．このようにトラマドール OD 錠を用いたごく少量からの導入により，制吐薬を服薬しなければならない患者は激減した．

なお，強オピオイド鎮痛薬を使用する場合には，ごく少量から開始して十分な滴定期間を設けて漸増するが，精神依存の形成を予防するために可能な限り少ない用量に設定し，1日量として経口モルヒネ換算 120 mg を原則上限とする．また，強オピオイド鎮痛薬による頓用はしない[9]．

b 神経障害性疼痛（図 3-18j）

日常診療に即した神経障害性疼痛（帯状疱疹後神経痛や糖尿病性ニューロパチー，腰部脊柱管狭窄症による神経根症など）の薬物療法の治療指針は，海外では国際疼痛学会やヨーロッパ神経学会などから，国内では日本ペインクリニック学会から提案されている．しかし，神経障害性疼痛はいずれの既存の治療薬に対しても反応が不十分な場合や，その有効性を予測することができず多剤を併用しなければならないことも多い．さらに，治療薬の鎮痛効果の発現が遅く，副作用もしばしば発生する．これらのことを踏まえて，evidence-based medicine（EBM）の考えになりつつも，わが国の医療環境に応じ，われわれ独自の神経障害性疼痛に対する具体的な薬物療法アルゴリズムと推奨事項を提案している（図 3-19）[10]．ワクシニアウイルス接種家兎炎症皮膚抽出液製剤（ノイロトロピン®）は海外のガイドラインでは取り上げられていないが，わが国における二重盲検試験で有用性が示されている[11]だけでなく，眠気など中枢神経系の副作用や消化管障害が極めて少なく安全に使用できるため，特に高齢者の慢性疼痛管理に広く使用されている．重症の神経障害性疼痛治療の際には，トラマドールおよび強オピオイド鎮痛薬が第三選択薬として挙げられているが，この場合にも非がん性侵害受容性/炎症性疼痛疾患と同様の注意が必要であり，精神依存や濫用・嗜癖を形成することがないように上限を設け頓用しない．

2 がん性疼痛（図 3-18b）
a 終末期がん性侵害受容性疼痛（図 3-18e），がん治療期の侵害受容性疼痛（図 3-18g）

がん終末期患者の侵害受容性（炎症性）疼痛（がん浸潤に伴う内臓痛など）や，がん治療に伴う侵害受容性疼痛（がん術後急性痛，がん放射線治療による皮膚潰瘍の痛みなど）に対する薬物療法は，WHO の3段階除痛ラダーを適用

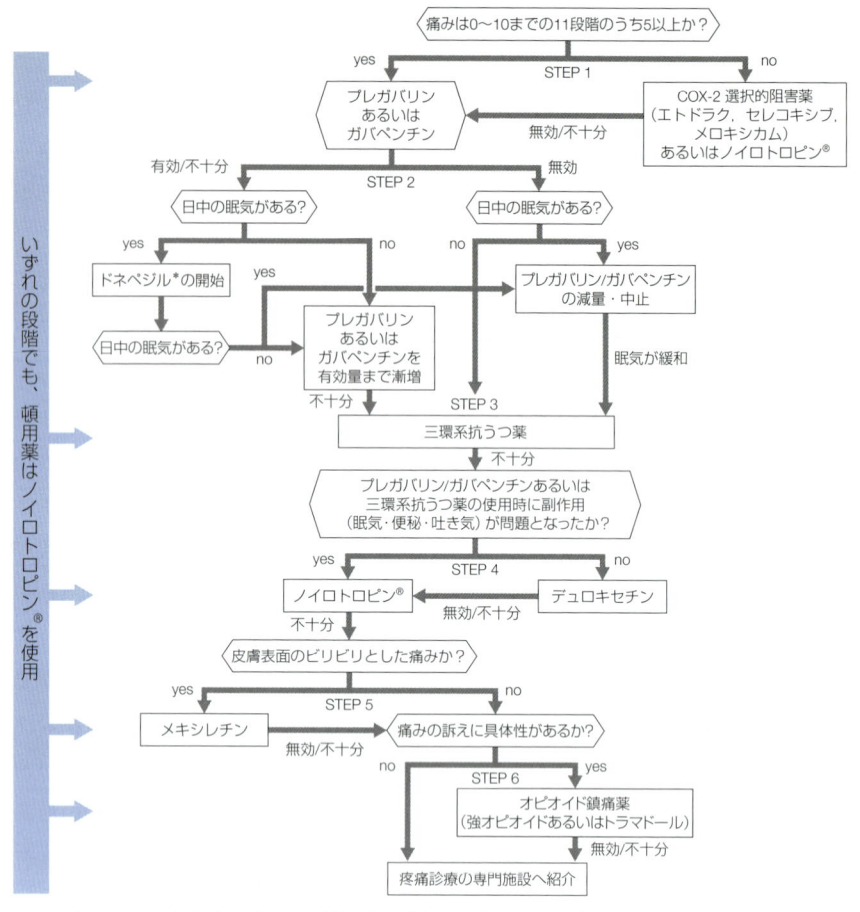

第3章　個々の疾患に対する処方整理の考え方

図3-19　高齢者に対する神経障害性疼痛治療アルゴリズム（筆者らの案）
＊ドネペジルは眠気対策として用いることがある

する．生命予後が限られているため，オピオイド鎮痛薬の用量に上限を設けず，さらに頓用にも積極的に使用する．

b 終末期がん性神経障害性疼痛（図3-18f）

がん性の神経障害性疼痛の薬物療法では，三環系抗うつ薬やプレガバリンに加えて，トラマドールや強オピオイド鎮痛薬も第一選択薬として考慮する．オピオイド鎮痛薬の上限や頓用に制限は設けない．

c がん治療期の神経障害性疼痛（図3-18h）

がん化学療法などのがん治療に伴う神経障害性疼痛（化学療法誘発性ニュー

ロパチー，放射線神経炎）では，患者の生命予後が年単位で期待できるため，オピオイド鎮痛薬の使用には非がん性慢性疼痛と同様に制限が設けられるべきである．

非薬物療法（認知行動療法）と高齢者への配慮

　消炎鎮痛薬とアセトアミノフェン以外の鎮痛薬は，神経系を抑制することによって鎮痛効果を発揮するため，用量依存性に眠気やふらつき，意識レベルの低下が合併症として発症し得る．これらの合併症は転倒や誤嚥にもつながるため，疼痛管理を薬物療法だけで実施することは現実的ではない．

　痛みの悪循環モデル（p182 図 3-16 参照）にもあるとおり，不活動や過度な安静が痛みを悪化させる要因となっていることから，骨折などのように絶対的に安静が必要な身体状態かを見極めた上で認知行動療法と呼ばれる心理療法を導入することが，薬物療法の減少と合併症予防のためにも有用である．具体的には，現在の身体機能で行える運動や日常生活動作を繰り返すことを目標に設定し，それらが徐々に達成するにつれ，日常生活動作に即した新しい行動内容を治療目標に追加していく．このことを通じて，医療者から与えられる医療（薬物療法や手術，神経ブロックなど）だけでなく，患者自身が痛みと付き合う自己管理方法（self-management）を身に付けさせることが，患者の ADL と QOL を改善することにつながる．

　したがって，慢性疼痛の診療では，生物心理社会的モデルに基づいて，①疼痛強度の緩和と，②ADL/QOL の向上の 2 つの視点から設定することが重要である．

ここがポイント！

- 痛みは筋骨格系変性や神経障害による一症状として扱うのではなく，慢性疼痛自体が疾患であると考える．
- 慢性疼痛の評価では，器質的原因検索だけでなく，生物心理社会的モデルを導入する必要がある．
- 慢性疼痛の治療目標は，痛みの寛解と ADL/QOL 改善の 2 つを設定する．

- 慢性疼痛に対する薬物療法では，原因，病態，病期を考慮して薬剤を選択する．
- 慢性疼痛の治療は薬物療法だけでなく，認知行動療法などを集学的に取り入れる．

〔本項目は厚生労働科学研究費補助金（障害者対策総合研究事業 H25-痛み-指定-001）の助成を受けて執筆した．〕

文献

1) Nakamura M, et al：Prevalence and characteristics of chronic musculoskeletal pain in Japan. J Orthop Sci, 16：424-432, 2011.
2) 松平 浩ほか：日本における慢性疼痛の実態-Pain Associated Cross-sectional Epidemiological (PACE) survey 2009. JP-. ペインクリニック，32：1345-1356，2011.
3) Leeuw M, et al：The fear-avoidance model of musculoskeletal pain：current state of scientific evidence. J Behav Med, 30：77-94, 2007.
4) Berkman ND, et al：Low health literacy and health outcomes：an updated systematic review. Ann Intern Med, 155：97-107, 2011.
5) Devraj R, et al：Pain awareness and medication knowledge：a health literacy evaluation. J Pain Palliat Care Pharmacother, 27：19-27, 2013.
6) Kogure T, et al：Validity and reliability of the Japanese version of the Newest Vital Sign：a preliminary study. PLoS One, 9：e94582, 2014.
7) Zhang W, et al：OARSI recommendations for the management of hip and knee osteoarthritis, Part 1：Critical appraisal of existing treatment guidelines and systematic review of current research evidence. Osteoarthritis & Cartilage, 15：981-1000, 2007.
8) 小川節郎ほか：非がん性慢性疼痛を対象としたNS-24（トラマドール塩酸塩徐放錠）の長期投与試験-非対照オープンラベル試験-. 臨床医薬，31：523-539，2015.
9) 日本ペインクリニック学会非がん性慢性［疼］痛に対するオピオイド鎮痛薬処方ガイドライン作成ワーキンググループ 編：非がん性慢性［疼］痛に対するオピオイド鎮痛薬処方ガイドライン，真興交易医書出版部，pp1-134，2012.
10) 住谷昌彦ほか：一般診療における運動器神経障害性疼痛の評価と薬物療法-超高齢社会を迎えて-．ELMCOM出版，pp1-28.
11) 山村秀夫ほか：ノイロトロピン錠の帯状疱疹後神経痛に対する効果-プラセボ錠を対照薬とした多施設二重盲検試験. 医学のあゆみ，147：651-664，1988.

（住谷昌彦）

第 4 章

ポリファーマシーの高齢者に対する服薬管理

1 服薬管理の考え方

　高齢患者は多疾患を有するだけでなく，老年症候群と呼ばれる薬物治療を必要とする病態をも合併しており，必要となる薬剤は若年者と比較して多くなりがちである．あらゆる慢性疾患に対して多種多様な薬剤が処方可能であり選択肢も広くなったが，それだけでなく，便秘や不眠，関節痛，物忘れなどさまざまな病状についても薬が処方されるため，高齢者は容易にポリファーマシーとなり，問題も起こりやすくなった．

　ここではポリファーマシーとなった患者の問題点を背景として，なぜポリファーマシーとなり，なぜそれが解消されにくいのか，服薬管理の難しさと対処すべき取り組みの方法を概説する．

ポリファーマシーを考える上でのステップ

　高齢者では薬物有害事象の発生頻度が高く，例としてわが国の入院患者では10%程度と報告されている[1]．ポリファーマシーはその重大な危険因子であるが，一般的には疾患が多く治療が必要なために多剤併用となっており，疾患が十分に改善できないのに減薬を試みるのは疾患の増悪を来すだけでありかえって危ない．疾患の増悪なしに減薬が達成できればよいが，現時点では減薬介入研究で減薬に問題なく成功したとする報告は少数であり[2]，減薬に関するガイドラインは存在しない．そのため，ポリファーマシーを解消するには，患者ごとの対応が必要とされる．

　Friedらの報告[3]によると，高齢者を診療する医療従事者が治療方針選択において難解な点の中には，リスク・ベネフィットバランスを考えた治療選択，患者やその家族との治療方針・治療目標を共有する難しさ，アドヒアランス遵守の方策，方針決定を阻害する要因の多さ，などが示されている．これらの難解

な点は処方を行う際に大変重要なステップであるため，これらのステップをどのように適切に対処していくのかを検討すべきである．そこで，次にこれらの点に対する考え方をまとめて示していく．

1 リスク・ベネフィットバランス

近年，高齢者において有益性（ベネフィット）より有害性（リスク）の高いと思われる薬剤のリストやガイドラインがまとめられ[4-6]，より安全で効果の出やすい薬を使うように求められている．これらのリスト以外の薬の使用においても依然として高齢者では薬物有害事象が認められるので，可能な限り必要な薬のみに限定するよう，処方を考慮していくべきである．

また，ガイドラインに基づいた薬についても，高齢者以外のエビデンスに基づいたものによって行われていないか検討が必要である．ガイドラインをそのまま高齢者に適用すると，**表 4-1**[7]の症例のように一日中服薬管理をしなくてはならず，高齢者のQOL低下にもつながりかねない．近年ではガイドラインに高齢者に関する項が設けられ，エビデンスに基づいた推奨がなされるようになった．例えば，日本高血圧学会による高血圧の疾患治療ガイドライン[8]では，高齢者や認知症についての章のみならず，筋力や活力の老化がみられる「フレイル」や要介護の高齢患者に対する推奨が記された．歩行速度低下や歩行障害が認められる患者では血圧高値が生命予後を悪化させないとする観察研究[9]に基づき，フレイル患者では一律に降圧をすべきでなく降圧療法の必要性について個別に判断する，とされた．

とりわけ要介護高齢者や認知症患者など，今後治癒の難しい疾患を有す余命が限られた患者においては，**表 4-2**[10]のように処方における優先順位が若中年者より変わってくるため，疾患に応じた治療薬が必ずしもよいわけではなくなる．

多剤併用によって疾患の厳格なコントロールを行っている場合には，現在の治療目標が最適であるかどうか，治療の質を変えることなく減薬ができないか検討することが必要で，リスクの大きいと思われる薬剤は徐々に中止し，またベネフィットの得られにくい薬剤については治療効果を見て中止を検討する．

2 患者・介護者との情報の共有

治療にあたっては患者や介護者と医療の情報をできるだけ共有し，方針に関

表 4-1 高血圧，糖尿病，骨粗鬆症，変形性関節症，COPD を有する 79 歳女性の一日

時刻	薬剤	その他
7：00	抗コリン吸入製剤吸入 ビスホスホネート （週 1 回アレンドロン酸 70 mg）	血糖測定，足の観察 30 分間臥位は禁止
8：00	カルシウム製剤・ビタミン D 製剤 降圧利尿薬（ヒドロクロロチアジド 12.5 mg） ACE 阻害薬（リシノプリル 40 mg） スルホニル尿素（SU）薬（グリブリド 10 mg） ビグアナイド（メトホルミン 850 mg） アスピリン（アスピリン 81 mg） プロトンポンプ阻害薬（オメプラゾール 20 mg）	朝食 塩分は 2.4 g/日まで コレステロール・飽和脂肪酸の制限 カリウム 90 mmol/日以上摂取 マグネシウム・カルシウム十分量摂取 など
12：00	──	昼食 塩分は 2.4 g/日まで コレステロール・飽和脂肪酸の制限 カリウム 90 mmol/日以上摂取 マグネシウム・カルシウム十分量摂取
13：00	吸入抗コリン製剤の吸入 カルシウム製剤・ビタミン D 製剤	──
19：00	吸入抗コリン製剤の吸入 カルシウム製剤・ビタミン D 製剤 ビグアナイド（メトホルミン 850 mg） スタチン（lovastatin 40 mg） NSAIDs（ナプロキセン 250 mg）	夕食 塩分は 2.4 g/日まで コレステロール・飽和脂肪酸の制限 カリウム 90 mmol/日以上摂取 マグネシウム・カルシウム十分量摂取 など
23：00	吸入抗コリン製剤の吸入	──

COPD：慢性閉塞性肺疾患，ACE：アンジオテンシン変換酵素，NSAIDs：非ステロイド性抗炎症薬 ※ lovastatin は国内未承認

（文献 7 より引用，改変）

して共通認識を得ることは非常に重要である．どのようなメリットを考えて薬が処方されているのか，例えば降圧薬によりどこまで血圧を下げようとしているのか，あるいは血糖降下薬により HbA1c をどこまで下げたいのか，患者や家族は知らないで飲んでいることがある．また，どのような副作用が出たら中止するかについても知らないことは多い．そのため，薬を処方する際には治療する病気のみならず，その薬によって何が期待されるのか，服用しない場合の

表 4-2　患者の立場からみた薬の分類（優先度の高いものから順に）

1）命を救う薬
　　輸血，輸液，抗菌薬，インスリン，昇圧薬，降圧薬（高血圧緊急症），ステロイド，冠動脈拡張薬，急性膵炎治療薬など，急性疾患の治療薬
2）苦しみを和らげる薬
　　鎮痛薬，睡眠薬，下剤，止痢薬，胃腸薬，解熱薬など，対症薬
3）病気による機能低下を防ぐ薬
　　抗パーキンソン病薬，抗コリン薬（頻尿治療薬），甲状腺疾患薬，抗喘息薬など，顕性症状を抑える薬
4）慢性疾患の予防，予後を良くする薬（evidence-based medicine）
　　降圧薬，脂質異常症治療薬，糖尿病薬，抗不整脈薬，抗がん薬，骨粗鬆症治療薬，尿酸生成阻害薬，血小板凝集阻害薬　など
5）長期予後との関連が明らかではない薬
　　脳循環改善薬，脳代謝賦活薬，心筋代謝改善薬，抗けいれん薬，肝庇護薬の一部，漢方薬の大部分

（文献 10 より引用）

デメリットや治療のゴール（服薬を中止するタイミングなど）も伝えると，患者や家族も目的意識をもって治療に参加してもらえることとなる．

多剤併用患者では有害事象が出やすいが，その有害事象とは必ずしも薬の典型的な副作用ではない．食思不振や意欲低下など，患者の新たな症状に対しては薬物有害事象でないかどうか，医療者のみならず患者や介護者も認識する必要性がある．

3 アドヒアランスの確認

アドヒアランスもポリファーマシーを避ける上で重要な要素であり，低下の要因を**表 4-3**[11]にまとめた．処方を行う際に，患者から特定の薬が余っているので今回は処方の必要がない，と指摘されることがある．このような薬については内服の状況を確認し，内服せずにその疾患のコントロールが十分であれば，処方を中止することも検討可能である．逆に，疾患のコントロールが悪化した場合には，追加で薬を処方するのではなく，アドヒアランスが悪く薬を服用できていないことで症状が悪化している可能性を検討すべきである．

そもそも本人に服薬管理を行う十分な能力があるのか，医療者が確認する必要がある．高齢者総合機能評価（Comprehensive geriatric assessment；CGA）は高齢者に医療を提供する上で重要な諸検査であり，これらを行うことで服薬能力のみならず高齢者のあらゆる日常生活機能の評価が可能である．CGA で

表 4-3 アドヒアランスに影響する因子

- 用法, 薬効の理解度
- 認知機能
- 薬剤容器の開封能力
- 処方薬剤数
- 最近の処方変更

(文献 11 より引用)

は, 疾患や服薬の情報はもちろんのこと, 認知機能, 身体機能, 気分・意欲, 家庭環境, 家族構成, 介護サービス利用の有無など, さまざまな要素が入る.

例えば, 認知機能は服用忘れや薬効理解などの評価, 移動困難は医療機関・薬局へのアクセスの参考になり, 介護者の有無により服薬管理を誰に支援してもらうか, といった判断ができる. これら CGA の評価により十分な機能や介護者を有さない場合には, 医療者側の求める服薬管理ができない可能性が高く, アドヒアランスに問題が生じることが予想される.

このように, 認知症患者や要介護高齢者のように自分自身で内服管理ができない患者については, 介護者が服薬の介助を行う必要がある. 内服を忘れがちな患者やどの薬剤をどのタイミングで内服するか分からなくなる患者, さらに開封能力の低下した患者では, 調剤薬局により一包化をお願いしたり, 服薬カレンダーを自宅で使用したりするなどの対応が効果的である.

また服薬する回数が多いことで忘れがちな患者や, 服薬管理をする介護者が一日中いないような患者では, 1 日 3 回あるいは 4 回の薬を服用することはできない. 回数が多くならないよう, できるだけ 1 日 1 回ないし 2 回に限定するよう処方のタイミングを工夫する必要がある. また OD 錠のような薬も嚥下しやすく有効である場合がある.

このように, 患者によっては疾患だけでなく, アドヒアランスによっても治療薬剤の選択を変更することが必要である.

4 処方決定の阻害要因

アドヒアランス遵守の観点からポリファーマシーを改善する必要性はあるが, 数々の阻害要因がある. 例えば, 患者や家族が薬を要求すること, 限られた診察時間で患者のあらゆる病状を調べて薬剤調整をしなければならないこ

と，他院の処方によりポリファーマシーとなっているがなかなか他医に対して提言しにくいこと，さらにそもそも他院で何の薬が出されているか情報がない，などの理由が考えられる．

最近はお薬手帳を持っている患者が増えており，以前より薬剤情報の把握はしやすくなった．しかし依然として問題が残っており，対策としてはまずお薬手帳の徹底を患者に求め，とりわけ介護が必要な状況となった患者に対しては，かかりつけの医療機関や調剤薬局をできるだけ一本化するように勧めることで医療・薬剤情報を一元化し，必要のない薬剤の処方や調剤を避けることができると思われる．

薬を減らすかどうか

前述したように，安易な減薬は疾患のコントロールを悪化させるだけであり，かえって有害であることもある．しかし，症例によっては減薬をすべき患者がいるため，その手順を図4-1[2]に示す．医療者が減薬の手順について考慮することが大事であり，患者や家族に減薬の必要性につき説明をすること，さ

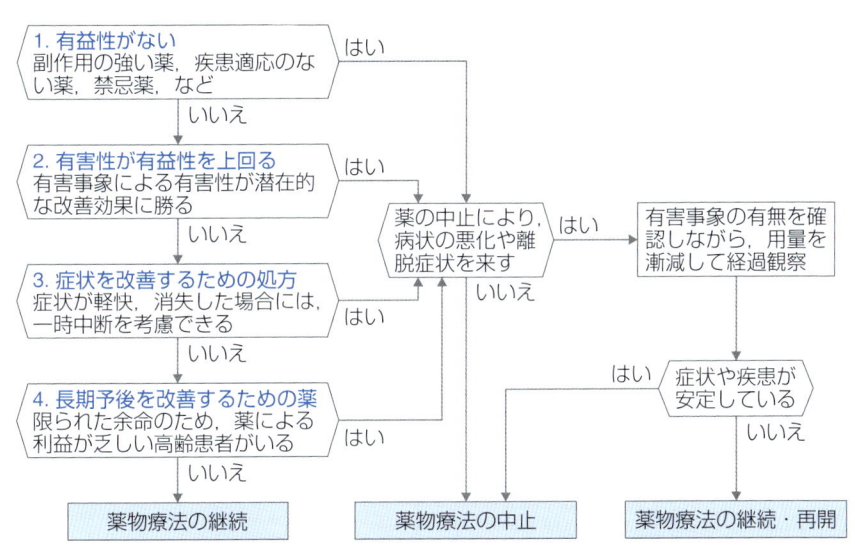

図4-1 薬剤を中止するためのアルゴリズム

（文献12より引用，改変）

らに減薬後の病状を確認することについては，侵襲的な医療を行った後の経過と同手順である．この手順により，必要のない薬剤を徐々に減らし，最終的には必要最小限の薬剤のみが残るということとなる．

　以上，服薬管理の難しさと対処すべき取り組みの方法を概説した．現実的には医療者が列挙した内容全てをすぐに行うことは難しい．しかし，患者を継続的に見ていく中で少しずつ説明し，さらに薬を変更するタイミングでその都度その薬について説明することで実践が可能と考えられる．

　介護施設など入所中の高齢患者では，多職種協働医療により患者の病歴や薬剤の治療効果などの情報を多職種で共有しやすく，また患者のADL，例えば服薬管理能力，認知機能，嚥下機能なども把握できる．そのため，ポリファーマシーの弊害を意見し，その患者の病態と照らし合わせて優先順位が低く効果が出ていない薬剤を中止するよう提言できる．特に，介護現場のポリファーマシーをどのように整理すべきかについては今後一層増大する問題点であり，対処法を考えていくことが必要である．

ここがポイント！

- 多剤併用患者の処方に対し，病状に見合った薬剤処方がなされているか，見直しが必要である．
- 特に薬物有害事象の出やすい薬剤や治療効果が小さい薬剤は中止することを検討する．
- 新たな症状の出現時には，新たな治療薬を勧める前に薬物有害事象により出現した症状ではないか，現在の内服薬を評価する．
- 高齢者総合機能評価（CGA）を用いて服薬管理能力を評価し，アドヒアランス低下を予防することが重要である．
- 服薬のタイミングや剤形の変更なども，アドヒアランスの遵守に効果的である．

文 献

1) Kojima T, et al：High risk of adverse drug reactions in elderly patients taking six or more drugs：analysis of inpatient database. Geriatr Gerontol Int, 12：761-762, 2012.
2) Garfinkel D, et al：Feasibility study of a systematic approach for discontinuation of multiple medications in older adults：addressing polypharmacy. Arch Intern Med, 170：1648-1654, 2010.
3) Fried TR, et al：Primary care clinicians' experiences with treatment decision making for older persons with multiple conditions. Arch Intern Med, 171：75-80, 2011.
4) American Geriatrics Society 2012 Beers Criteria Update Expert Panel. American Geriatrics Society updated Beers Criteria for potentially inappropriate medication use in older adults. J Am Geriatr Soc, 60：616-631, 2012.
5) 日本老年医学会 編：高齢者の安全な薬物療法ガイドライン 2015, メジカルビュー社, 2015.
6) O'Mahony D, et al：STOPP/START criteria for potentially inappropriate prescribing in older people：version 2. Age Ageing, 44：213-218, 2015.
7) Boyd CM, et al：Clinical practice guidelines and quality of care for older patients with multiple comorbid diseases：implications for pay for performance. JAMA, 294：716-724, 2005.
8) 日本高血圧学会 編：高血圧治療ガイドライン 2014, ライフサイエンス社, 2014.
9) Odden MC, et al：Rethinking the association of high blood pressure with mortality in elderly adults：the impact of frailty. Arch Intern Med, 172：1162-1168, 2012.
10) 鳥羽研二 ほか：薬剤起因性疾患. 日老医誌, 36：181-185, 1999.
11) 葛谷雅文 ほか：高齢者服薬コンプライアンスに影響を及ぼす諸因子に関する研究. 日老医誌, 37：363-370, 2000.
12) Scott IA, et al：Reducing inappropriate polypharmacy：the process of deprescribing. JAMA Intern Med, 175：827-834, 2015.

〈小島太郎〉

2 地域連携の重要性

　超高齢社会の現代において，在宅療養における支援を行うことが社会的にも求められている．高齢者の在宅や介護施設における医療では，薬物治療が大部分を占める中で，今後は「多剤処方の問題」「服薬の理解が困難」「薬剤管理が困難」「嚥下機能の低下」などの問題を持った高齢者が増えていくと予想される．特に「多剤処方」に関しては，高齢者は複数の薬剤を使用していることが多く，認知機能の低下を認める患者も多いため，医薬品の適正使用が課題となる．これは，複数の診療科や医療機関を受診することで処方される薬剤が増えたり，副作用に対して新たな薬剤が処方されることに起因すると考えられる．それが認知症患者ともなれば，そもそも服薬管理が困難であり，飲み忘れ，二重内服などのリスクも上昇することとなる．

　在宅医療現場だけでなく，地域医療の現場において，診断推論と検査において診断された病名および病状について最小限最大効果を表す薬剤の選択は，臨床医にとっては最も重要な仕事と言える．6剤以上を服用する患者では医薬品有害反応の発生が高いとの報告もある．医薬品有害反応は，患者の生活の質（QOL）を低下させ，その対策のために医療・介護費が必要となるため，医療費削減の課題も含め，さまざまな問題点を薬学的観点から在宅患者，その家族のQOLを向上させる取り組みが必要になると思われる．医療費の無駄遣いを示す統計に，厚生労働省の粗推計があり，後期高齢者の潜在的な飲み忘れなどによる年間薬剤費は500億円にも上るとのことである[1]．

　このような視点から，今回，在宅医療を実施した患者が，処方薬を削減しQOL，基本的生活動作（ADL）が改善し在宅医療が必要とならなくなった症例を紹介する．QOLは，健康関連QOLを測定するために開発された包括的な評価尺度（日本語版EQ-5D）で調査した．日本語版EQ-5Dは，日本語版効用値換算表により効用値という1つの尺度に換算し，効用値は「完全に健康」を

「1」,「死」を「0」と規定している.そのため,不快感や不安はなくなったが,移動の程度は悪化したなど,領域によって優劣が分かれ,治療効果の総合的な判断の難しい場合にも使用できる.

ADL は,基本的生活動作調査票（barthel index）を用いて調査した.自立度に応じて点数を設定しており,完全に自立している場合は 100 点になる.目安として,総合点が 40 点以下ならほぼ全ての項目に介助が必要,60 点以下では起居移動動作を中心に介助が必要だと推測することができる.本調査では,QOL,ADL について削減前とおおむね 3 ヵ月ごとの評価を数値で確認した.

実際の症例

症例1　薬剤性パーキンソン様症状が疑われた 71 歳,女性

● **訪問までの経緯**　30 代で統合失調症と診断されるも通院はせず,50 代で幻聴があり,医療機関にかかり始める.外出して帰って来ない,独語,隣家のドアを蹴るなどの行動が見られ,入院.退院後も慢性期統合失調症,ジスキネジア,歩行障害が目立っていた.その後,幻聴と嚥下障害,上肢の振戦,錐体外路症状が出現し,通院困難となり在宅医療の介入となる.

● **治療の経過**　初回訪問時の処方は**表 4-4**のとおりであった.薬害性のパーキンソン様症状が疑われたため,抗精神病薬など漸減中止する計画を立て,訪問看護師,ヘルパー,同居家族（夫）とチームモニタリングを行い,慎重に薬の適正化を図った.処方調整中の段階（**表 4-5**）で患者の QOL の値は 0.255→0.684（QOL 差 0.429）に,ADL 評価は 0→50 と大幅に上昇がみられた.階段の昇降も可能になり,ショートステイの利用もできるようになった.

薬の調整段階において,リハビリ病院への入院や,肺炎による入院などがあったが,担当医とも連携を取り,本人の意識レベルが低いときは内服不要とし,不眠症状があればトラゾドン（デジレル®）,独語があるようであればアリピプラゾール（エビリファイ®）を 1 錠から内服開始するようにした.退院後は**表 4-6**の処方で落ち着き,QOL の値は 0.707（QOL 差 0.452）,ADL 評価は 55 まで向上した.

表 4-4　症例 1：訪問診療開始時処方

薬剤名	用量	用法	薬価
ワイパックス® 錠 0.5 mg	3 錠	3×毎食後	18.3
アキネトン® 錠 1 mg	1 錠	1×夕食後	5.6
ブロチゾラム OD 錠 0.25 mg	1 錠	1×就寝前	8.5
ペロスピロン塩酸塩錠 8 mg	3 錠	3×毎食後	63
バルプロ酸ナトリウム SR 錠 200 mg	3 錠	2×朝夕食後（朝 1, 夕 2）	36.3
タスモリン® 錠 1 mg	3 錠	2×朝夕食後（朝 1, 夕 2）	16.8
ロヒプノール® 錠 1 mg	1 錠	1×就寝前	14.2
マグミット® 錠 330 mg	3 錠	3×毎食後	16.8
クラビット® 錠 500 mg	1 錠	1×朝食後	452.7
			計 632.2

（薬価：2015 年 12 月現在）

表 4-5　症例 1：処方調整中

薬剤名	用量	用法	薬価
エビリファイ® OD 錠 6 mg	2 錠	1×夕食後	368.8
デジレル® 錠 25	1 錠	1×就寝前	18.1
ルーラン® 錠 8 mg	2 錠	2×昼夕食後	70.8
リスペリドン OD 錠 0.5 mg「タカタ」	1 錠	不穏時	9.6
			計 467.3

（薬価：2015 年 12 月現在）

表 4-6　症例 1：最終的な処方

薬剤名	用量	用法	薬価
エビリファイ® OD 錠 3 mg	1 錠	1×夕食後	97.1
			計 97.1

（薬価：2015 年 12 月現在）

症例 2　救急搬送後，寝たきりの状態で退院した 84 歳，女性

●**訪問までの経緯**　脱水状態から意識朦朧の状態で救急搬送となり，入院．症状は落ち着いたものの，寝たきりの状態で退院され，在宅医療の介入となる．

●**治療の経過**　表 4-7 のように，降圧薬が 4 種類処方されていたが，服薬コンプライアンスが低く，本人からも減薬の希望があったため，多職種で見守りながら調整を行った．肝機能障害や痛風の薬（表 4-8）も，血液検査をした上で中止とした．飲まなくなった薬による悪影響はみられず，気分が落ち着き，食欲も出てきた．3 ヵ月ごとの QOL の値は 0.255→0.659→0.570，ADL 評価は 5→55→50 と推移した．驚くべきことに最終的にすべての薬剤が中止となり，症状は落ち着いている．

表 4-7　症例 2：訪問診療開始時処方

薬剤名	用　量	用　法	薬　価
アロシトール錠 100 mg	1 錠	1×朝食後	18.6
オルメテック®錠 20 mg	1 錠	1×朝食後	123.3
セララ®錠 50 mg	1 錠	1×朝食後	91
ウルソデオキシコール酸錠 100 mg	3 錠	3×毎食後	19.5
カルデナリン®錠 1 mg	1 錠	1×就寝前	31.3
リバスタッチ®パッチ 18 mg	1 枚	1 日 1 回	439.7
アムロジピン OD 錠 5 mg「EMEC」	1 錠	1×朝食後	32.2
ロキソニンパップ 100 mg			41.5
			計 797.1

（薬価：2015 年 12 月現在）

表 4-8　症例 2：処方調整中

薬剤名	用　量	用　法	薬　価
アロシトール錠 100 mg	1 錠	1×朝食後	18.6
セララ®錠 50 mg	1 錠	1×朝食後	91
レザルタス®配合錠 HD	1 錠	1×朝食後（隔日）	150.7 (75.4)
			計 185

（薬価：2015 年 12 月現在）

これらの症例に限らず，処方薬の削減のみがQOL・ADLの向上につながったのではない．家族の介護，介護職および看護師のケアの質の向上なども影響を及ぼしていると考えられる．処方薬の適正化には，多職種協働での対応が必要不可欠である．例えば医薬品削減時の体調の確認には，介護職からの報告が有効であった．このような，チーム・モニタリング（図 4-2，図 4-3）の体制づくりにおいて重要なのは，あらかじめ薬剤の効果や副作用について家族とその他専門職が情報共有し，PDCA（Plan・Do・Check・Action）サイクルによる改善プロセスを，前向きに受け止めてケアに取り組めるように，医師や薬剤師が支援することである[2]．

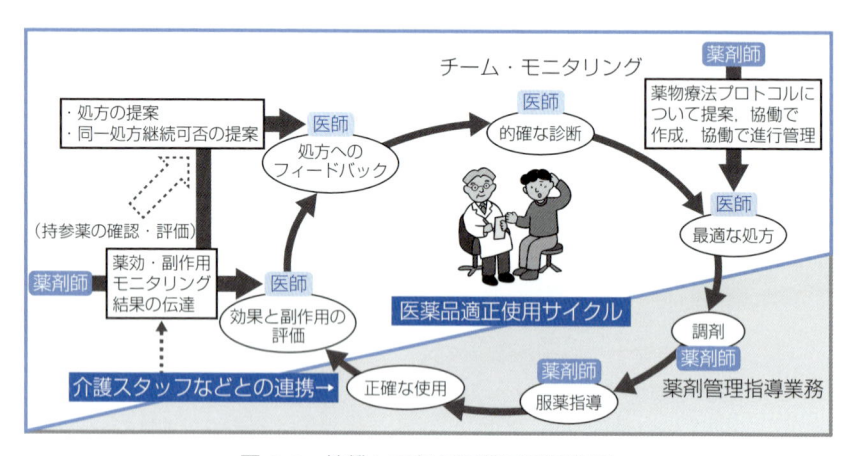

図 4-2 協働して行う医薬品適正使用

（文献 1 より引用，一部改変）

図 4-3 チーム・モニタリングを実践するために

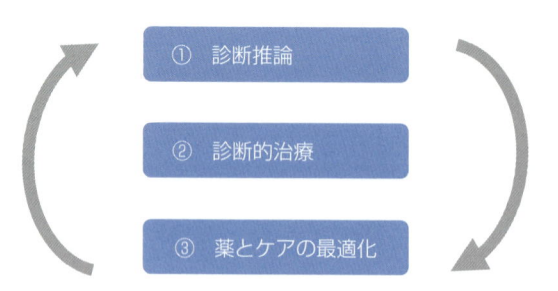

※カウンセリング・コーチングなどのスキルが必要
患者・ケアチームにフィードバック

超高齢者社会を乗り切っていくためには，限りある医療・看護・介護サービスが適切なタイミングで包括的に提供される必要がある．地域包括ケアの中で，求められる医療はevidence-based medicineから，最少のコストで最大のパフォーマンスを提供するvalue-based medicineへと移り変わると考えられる．

　今後，診断と治療の時と場としての「医療療養」空間を継続して支援していくためには，新しい病診連携，診々連携，"医・薬・看・介"連携，また家族を中心としたフォーマル，インフォーマルな連携が必要となる．まだ確立しているとは言えないが「カウンセリング・コーチング」の実践と教育が欠かせない．例えば，交流分析，神経言語的プログラミング，家族療法を中心としたシステム心理学が必要になる．そのたゆまぬ技術向上によって，患者および家族の「認知のゆがみの改正」とそれに伴う「行動変容」が得られていくものと考えられる．

ここがポイント！

- 「薬とケアの最適化」は患者および家族のQOL・QODの向上と，限りある医療・介護資源の有効活用のために重要である．
- 資源の有効活用のために，決して過少にならないよう注意しながら「ムダ・ムリ・ムラ」を減らして行かなければならない．
- 「チーム・モニタリング」のために重要なのは，多職種での情報共有と，PDCAサイクルによる改善プロセスの共有である．
- 現代の疾病構造は急性疾患から慢性疾患（生活習慣病）に変化したため，薬物療法に限らず生活様式の変更を伴う多面的な関わり（認知のゆがみの改正・行動変容など）が求められる．

文献

1) 日本薬剤師会：後期高齢者の服薬における問題と薬剤師の在宅患者訪問薬剤管理指導ならびに居宅療養管理指導の効果に関する調査研究（平成19年度老人保健事業推進費等補助金），平成20年3月．Available at：〈http://www.nichiyaku.or.jp/action/wp-content/uploads/2008/06/19kourei_hukuyaku1.pdf〉
2) 厚生労働省：薬物療法における医師と薬剤師の協働．In：次期診療報酬改定の基本方針の検討について　参考資料2-5-1．Available at：〈http://www.mhlw.go.jp/stf/shingi/2r9852000001p9ka-att/2r9852000001pf6t.pdf〉

（髙瀬義昌）

3　訪問薬剤管理のポイント

　訪問薬剤管理は，通院が困難な患者，利用者に対し，医師または歯科医師の指示のもと薬剤師が自宅や施設に訪問し，薬の使用方法の説明，服用状況の確認，副作用のチェックなど薬物療法が適正に実施されているかどうかを確認し，より質の高い在宅療養を提供するためのサービスである．薬剤師が訪問することで，利用者の生活環境，薬剤の服用状況，残薬の有無および薬の飲み合わせなどを把握することができ，医師・看護師・ケアマネジャー・ヘルパーなどの他職種から情報収集そして情報提供を行うことで，患者，利用者ごと個別に服用しやすいように提供することができる．ここでは，薬剤師が行う訪問薬剤管理のポイントについて概説する．

薬剤師による訪問薬剤管理

　以下のようなときに，訪問薬剤管理を行う薬剤師を思い出してほしい．

①患者・利用者が薬の管理ができない（薬の整理・管理が必要）
②いつ処方されたか分からない薬がたまっている
③一人暮らしで薬が安心して服用できない
④複数の医療機関から処方されていて重複投与，相互作用が気になる
⑤中心静脈栄養法（TPN）を在宅で行いたい
⑥医療用麻薬の在宅管理が不安で使用をためらっている

　これからますます増加する高齢者はもちろん，その家族とも長期的な信頼関係を築くことによって，かかりつけ薬剤師の存在は大きくなっていくだろう．訪問薬剤管理をする場合は，訪問して薬を届けるだけでなく，症状などを観察して薬の調整を医師に依頼する，薬を飲み忘れて症状が悪化しないようサポー

トする，などの対応を行う．医薬品に関わる専門的立場から，医療介護福祉チームの一員として，薬物療法などに参画するための能力と適性を備え，さらに患者，家族などに対して薬学的視点を踏まえた適切な助言および行動ができる薬剤師が重要である．そして，地域のトータルヘルスケアステーションとして，健康なときも，病気のときも，介護が必要になったときも，どんなときでも対応できる「健康支援から在宅医療まで対応する薬局（かかりつけ薬局）」が，地域包括ケアシステムの中で重要になっている．

　薬剤師は，患者の生活の質（QOL），日常生活動作（ADL）を維持・向上するために訪問薬剤管理を行っている．薬剤師が医師・看護師・介護関係者と連携した上で，医療チームの一員として関与するチームでのモニタリングが重要になる．副作用の早期発見には，特に薬剤師のみではなく多職種，家族のモニタリングが重要になる．また，入院中以外，外来受診や訪問診療，見看りとなっても，薬局薬剤師は訪問薬剤管理を続けることができ，アドヒアランスの維持，副作用の初期症状の確認などを実施し，医師を含め多職種へのフィードバックも継続的に実施できる．

訪問薬剤管理の介護保険での算定（居宅療養管理指導）

　在宅での療養を行っている患者であって通院が困難なものに対して，あらかじめ名称，所在地，開設者の氏名および在宅患者訪問薬剤管理指導を行う旨を地方厚生（支）局長に届け出た保険薬局の薬剤師が，医師の指示に基づき，薬学的管理指導計画を策定する．そして，患家を訪問して，薬歴管理，服薬指導，服薬支援，薬剤服用状況および薬剤保管状況の確認などの薬学的管理指導を行い，当該指示を行った医師・ケアマネジャーに対して訪問結果について必要な情報提供を文書で行った場合に算定する．

　表4-9に訪問薬剤管理指導と居宅療養管理指導について記載する．

薬剤師による薬学的管理指導

　患者・利用者に薬を適切かつ安全に利用してもらえるように薬剤師の目線から療養生活の支援をする．

表 4-9　訪問薬剤管理指導と居宅療養管理指導

	訪問薬剤管理指導	居宅療養管理指導
保険	医療保険	介護保険
点数	①同一建物居住者以外の場合　　650点 ②同一建物居住者の場合　300点 麻薬管理指導加算　　100点	①在宅の利用者に対して行う場合　　503単位 ②居住系施設入居者に対して行う場合　　352単位 麻薬管理指導加算　　100単位
算定回数	①1月に4回を限度（1週に1回） ②末期の悪性腫瘍の患者，中心静脈栄養を受けている患者の場合1月に8回（1週に2回）を限度 薬剤師一人当たり1日5回まで算定可	①1月に4回を限度（1週に1回） ②末期の悪性腫瘍の患者，中心静脈栄養を受けている患者の場合1月に8回（1週に2回）を限度
負担割合	加入保険により負担割合が変わる	原則1割負担
適用患者	介護認定されていない患者	介護認定されている患者 ⇒介護保険を優先し利用

（2016年2月現在）

具体的には，

①薬の保管状況の管理
②複数医療機関による重複投与，相互作用の確認
③サプリメントや食品との飲み合わせの確認
④副作用による日常生活動作（ADL）低下の有無の確認
⑤薬を飲み込めるかどうかの確認
⑥適切な剤形の提案，とろみ剤の使用の提案
⑦外用薬を正しく使用できているかの確認，助言
⑧服薬に伴う排泄（尿・便）回数などの確認
⑨住環境の衛生管理
⑩医療材料・介護用品・血圧計などの相談・供給　　など

　これらの情報を医師・訪問看護師・ケアマネジャーを主とした関係者と共有し，チームとして問題解決を行う．
　薬剤師が行っていることについて他職種の認知度は低い．まずは，薬剤師に何ができるかを知ってもらうことが重要である．地域包括支援センターへのアンケート調査[1]では，薬剤師に行ってほしい業務として「薬カレンダーなどに

表4-10 薬剤師による在宅薬剤管理支援サービス

①主治医の指示に基づき，患者が現在服用されている薬の管理を行う（居宅療養管理指導には医師の指示が必要）．
②薬の一包化を行う．
③複数の医療機関の処方箋を受け付ける．
④錠剤の粉砕や散剤の利用など，薬の剤形の変更（加工）に対応する．
⑤服薬間違いや飲み忘れなどを防止する目的で，お薬カレンダーを用いた薬剤管理を行う．
⑥残薬を確認し，無駄な薬がないように主治医と連携する．
⑦利用者への文書による説明と同意を取得してからサービスを開始する．
⑧薬学的管理指導計画を策定し，実施する．

よる服薬時点ごとのセットをする」「居室内の薬の整理整頓や残った薬の処理などをする」「ケアプランに組み込んでいなくても医療保険で臨時訪問をする」などを希望しているが，それらを実際に薬剤師が行う業務であることはあまり認知されていなかった．このことから，薬剤師に行ってほしいと希望している業務であっても，薬剤師に依頼されないケースも多いと思われる．薬剤師による在宅薬剤支援サービスについて**表4-10**にまとめる．

生活に合わせて処方提案を行う訪問薬剤管理

薬だけを見るのではなく，患者・利用者の生活（ケア）を見て薬と生活（ケア）の最適化を目指す．以下に処方提案の事例を挙げて解説する．

1 飲み方の簡易化（1日3回から1日1回など），配合薬・口腔内崩壊錠への変更を提案する

事例1 患者本人の生活リズムから10：00～15：00の間にサービスを受けていた．食事時間を確認すると朝食兼昼食が10時という習慣になっている．夕食は16時～で，飲酒の習慣もあり，夕食は時間をかけて（2時間程度）食事をしている．1日3回毎食後と寝る前に処方されていたが，1日1回朝食後のみに変更して，アドヒアランスが向上して残薬がなくなった．生活の視点から服用回数を1日1回にすることで介護にかかる時間が削減できる効果もあった．

事例2 薬の数を減らしてほしいとのことで，本人に確認すると嚥下困難もあり，1回1錠ずつコップ半分の水で服用を続けていることが分かった．

2錠以上を一緒に飲むと喉に詰まった感じがして上手く飲み込めないため，8錠ある薬を8回に分けて飲んでいた．生活習慣病の薬を配合錠に変更，全てを口腔内崩壊錠（OD錠）にすることで1回に2錠以上を服用できるようになった．

2 訪問看護師から状況を確認して向精神薬（睡眠薬）などの削減を提案する

事例3 訪問看護師から毎日昼寝をして夜眠れないのではないのかと指摘があった．ケアマネジャーや本人と相談して昼間にデイサービスに行く機会を設け，医師に相談して睡眠薬を頓服処方に変更した．昼間に積極的に活動するようになり，睡眠薬の服用もなくなった．

事例4 乾燥により足の痒みがひどく，夜寝ることができないと患者から訴えがあった．足の痒みだけなので医師には相談していなかった．保湿剤を医師に処方してもらい，痒みがなくなったため夜眠ることができるようになった．睡眠薬の服薬もなくなった．

3 ヘルパーから状況を確認して薬剤の減量・削減を提案する

便秘薬や湿布薬の調節，塗り薬の使用状況などの確認を行う．

事例5 便秘薬の調節がうまくできておらず，用量が多いことに気が付かずに下痢軟便を繰り返していた．そのため，オムツ交換のために追加でヘルパーの訪問が必要となっていた．便秘薬の量を減らして解決した．

事例6 パーキンソン病ではないのにパーキンソン症状が出ていたとヘルパーから相談を受けた．原因として考えられた薬（スルピリドなど）の処方薬の削減を医師へ提案し，削減後には症状がなくなった．

4 認知症患者の場合には服薬支援の状況を多職種で共有する

事例7 一人暮らしの認知症患者の家を訪問して薬カレンダーでの服薬支援をするようにしたが，2日後，訪問看護師から薬を飲んでいないと連絡があった．患者本人には，薬カレンダーをセットして使用方法を説明していたが，新しいことをなかなか覚えてもらえないため，薬カレンダーの使い方が分からず薬がなくなったと思っていた．一人暮らしの場合は，薬の管理は特に注意が必要で，薬カレンダーの存在を訪問看護師，介護

スタッフに連絡した．訪問したスタッフが，薬カレンダーを見て，服薬していない場合には患者に服薬を依頼することにより解決した．

薬剤師が実際に訪問薬剤管理をどのように行っているか
(図 4-4)

1 処方箋を受け付ける前

　処方箋を受け付ける前に準備が必要である．訪問薬剤管理の指示を受け，患者・家族から訪問の了解を得て，カンファレンスに参加して患者の状況を確認する．薬剤師が訪問することについて，医師，ケアマネジャーには「薬を持ってくる」と患者・家族に伝えるのではなく，「薬の説明に来る」と言ってもらうようにする．薬剤師は，訪問をする前に患者・家族には訪問時に薬の説明をする時間をもらうことをお願いする．

2 処方箋応需

　処方箋を交付してもらい，医師から訪問の指示をもらう．処方箋の内容を確

```
①医師・ケアマネジャーなどからの依頼（医師の指示が必要）
  ↓
②訪問薬剤管理指導の患者・家族の了解
  ↓
③できる限り，カンファレンスに参加
  ↓
④処方箋応需（備考欄に医師の訪問指示が必要）
  ↓
⑤薬学的管理指導計画の策定
    ↓介護保険の居宅療養管理指導を行う場合は，契約（説明と同意）が必要
⑥患者宅訪問：薬学的管理指導（最初の訪問では，残薬の確認を行う）
  ↓
⑦薬歴作成
  ↓
⑧訪問薬剤管理指導報告書作成
  ↓
⑨医師へ報告・相談
   ケアマネジャー・訪問看護師などに報告・相談
```

図 4-4　訪問薬剤管理の流れ

第4章 ポリファーマシーの高齢者に対する服薬管理

表4-11 医師からよく質問される内容

①現在,服用をしている薬がいつまであるか
②現在,服用している薬で効果不十分なときはどうしたらよいか
③副作用らしき症状が出たときの薬の対応方法
④新患の場合は,服用しているジェネリック医薬品の先発品名
⑤薬局の備蓄薬

認して調剤を行い,事前に医薬品情報などを確認,準備しておく.訪問する前の準備が大切である.

医師から質問を受ける場合は事前に準備をしておく.**表4-11**に医師からよく質問される内容を記載する.訪問時に医師と同行する場合などは,すぐに答えることができるように事前準備を徹底して行う.

3 薬学的管理指導計画を立てる

薬学的管理指導計画とは,処方医から提供された診療状況を示す文書などに基づき,必要に応じて処方医と相談するとともに,多職種との間で情報を共有しながら,患者の心身の特性および処方薬剤を踏まえ策定されるもので,薬剤の管理方法,処方薬剤の副作用,相互作用などを確認した上で,実施すべき指導の内容,患家への訪問回数,訪問間隔などを記載する.

ここで薬剤師が考えることは,患者の「服薬能力」である.例えば,①服薬困難な剤形があるか(錠剤,カプセル剤は服用できない場合でも,口腔内崩壊錠や貼付剤などに変更して服用を継続することが可能になる),②薬袋に記載している服用方法を理解できるか,③PTPシートから薬を出すことができるか,④薬を管理する能力があるか,などである.それに合わせて患者一人ひとりに適した調剤,薬の管理方法を考える(**図4-5**).処方箋の内容どおりに服用するだけでなく,患者・家族が理解して安心,安全,安楽に服用できるように支援をする.

事例⑧ 薬剤を胃瘻から投与するために全て粉砕指示の処方において簡易懸濁法で対応した.簡易懸濁法とは錠剤粉砕やカプセル開封を行わず,そのまま微温湯に崩壊懸濁させて経管投与する方法である.粉砕した薬剤が保存時に変質する可能性,粉砕できない薬剤,粉砕後の薬剤の識別が困難,薬剤量の減少(ロス)などのリスクが削減できる.

3 訪問薬剤管理のポイント

a．1包化

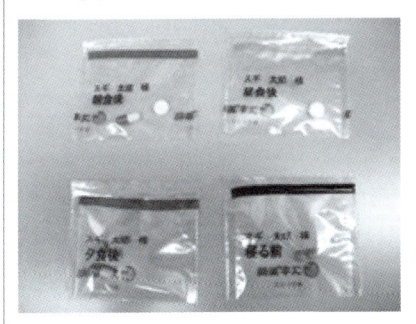

1種類から服用時点ごとの一包化を実施する．名前・用法印字なども行う．

b．散剤や漢方薬などと錠剤，カプセル剤が同じ服用時点にあるとき

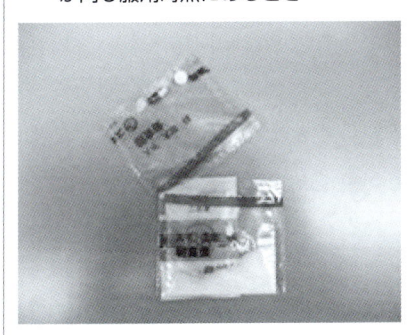

1回服用分ごとに薬剤を全てまとめる．服用時は渡すだけになる．

c．薬カレンダー

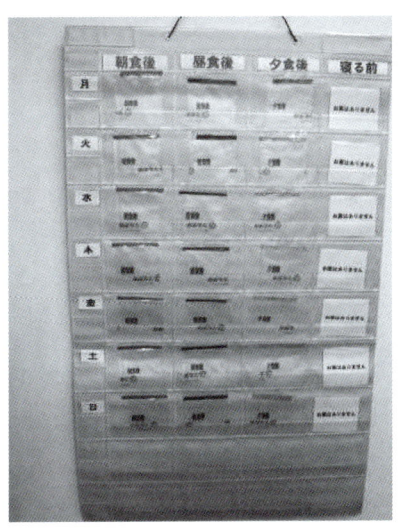

薬カレンダーに服用時点ごとに1包化を行いセットする．

図 4-5　服薬能力に合わせる薬剤管理の一例

事例9　パルプロ酸ナトリウム SR 錠 200 mg だけがどうしても錠剤が大きくて服用できない．SR 錠のため，粉砕もできないのでシロップ剤に変更して服薬を続けることができた．

4 患者宅訪問：薬学的管理指導

残薬の把握と整理を行う．まったく飲んでいない薬がある場合は，処方どおりの服薬をお願いするのではなく，処方医と相談をして処方薬削減などを検討する必要がある．また，一般用医薬品や健康食品・サプリメントなども服用し

ていることが多い．残薬が多い場合は，ケアマネジャーなどの多職種とも連携をする．ここで薬剤師が考えることは「認知機能」と「副作用で ADL が低くなる可能性」である．

a 認知機能の確認

服薬を続けるために認知機能の確認が必要である．介護保険の認定の際（主治医意見書などに）に使用される認知症高齢者の日常生活自立度（**表 4-12**）で，Ⅱb 以上の場合は，患者本人での服薬管理が難しくなると言われている．その場合，前述した事例 7 のように一包化や薬カレンダーでは解決できないことが多くなる．以下の点を確認する．

①服用回数を減らすように処方を見直す（できる限り 1 日 1 回に）：服用時点が多いほど飲み忘れる回数が多くなるため，処方医に状況を確認してもらい服用回数の削減に取り組む．

②服薬管理できる人を確認する：服薬管理できる人として同居人がいる場合は安心して依頼することができる．一人暮らしの場合は，家族が定期的に訪問するか，介護サービスなどは毎日入っているかを確認して，服薬介助ができる人に服薬の声かけなどをお願いする必要もある．

表 4-12 認知症高齢者の日常生活自立度

レベル	判断基準
Ⅰ	何らかの認知症を有するが，日常生活は家庭内および社会的にほぼ自立している状態．基本的には在宅で自立した生活が可能なレベル
Ⅱa	日常生活に支障を来すような症状・行動や意思疎通の困難さが家庭外で多少見られても，誰かが注意していれば自立できる状態
Ⅱb	日常生活に支障を来すような症状・行動や意思疎通の困難さが家庭内で見られるようになるが，誰かが注意していれば自立できる状態（服薬管理ができない）
Ⅲa	日常生活に支障を来すような症状・行動や意思疎通の困難さが主に日中を中心に見られ，介護を必要とする状態
Ⅲb	日常生活に支障を来すような症状・行動や意思疎通の困難さが夜間にも見られるようになり，介護を必要とする状態
Ⅳ	日常生活に支障をきたすような症状・行動や意思疎通の困難さが頻繁に見られ，常に介護を必要とする状態
M	著しい精神症状や周辺症状あるいは重篤な身体疾患が見られ，専門医療を必要とする状態

（「認知症高齢者の日常生活自立度判定基準」の活用について，平成 5 年 10 月 26 日老健第 135 号厚生省老人保健福祉局長通知より引用）

b 副作用で ADL が低くなる可能性

　高齢者に多い症状とその原因の可能性のある医薬品について事前に患者家族，介護スタッフに情報提供する．事前に副作用の可能性があることを伝えることで，ケアやスタッフからのモニタリングが行いやすくなる．例えば，抗うつ薬，抗不安薬，総合感冒薬など抗コリン作用のある医薬品や，医療用麻薬（例：モルヒネ），鎮咳薬（例：リン酸コデイン），筋弛緩薬（例：エペリゾン，チザニジン）などは便秘になることが多い医薬品である．また，高齢者はめまい・ふらつきによる転倒にも気をつけなければならないため，めまいを引き起こしやすい医薬品（降圧薬，糖尿病治療薬，睡眠薬）や眠気を引き起こしやすい医薬品（抗ヒスタミン薬，睡眠薬，抗不安薬，抗うつ薬，抗てんかん薬など）についても事前に副作用の可能性を伝えておく．

事例10　急に便秘となった．最近かぜを引き市販の総合感冒薬の服用をしていたため，抗ヒスタミン薬の抗コリン作用による便秘と考えた．特に鼻炎はひどくなかったので，総合感冒薬を抗ヒスタミン薬が配合されていない薬剤に変更したら便秘が改善した．

事例11　処方薬を 16 種類服用していた要介護 4，認知症高齢者の日常生活自立度Ⅳである 86 歳の患者で，ほとんど寝たきりの状態だった．ベンゾジアゼピン系薬（エチゾラム，ブロチゾラムなど）を削減して 2 週間ほど経過したら歩けるようになった．

5 薬歴作成，訪問薬剤管理指導報告書作成，他職種への報告・相談

　実施したこと，確認したこと，指導したことをまとめ，薬剤師の考えの要点を入れて医師・ケアマネジャーなどへ報告する．今回の訪問から得られた情報から，問題点を抽出し，次回訪問の際のモニタリングや指導事項をまとめておく．相談事項は，報告書だけでなく，電話などでも連絡をするようにする．

訪問薬剤管理と関係する保険薬局薬剤師の取り組み

1 外来服薬支援料

　調剤を行った保険薬局以外でも，処方医にその必要性につき了解を得た上で，一包化や服薬カレンダーの活用などにより薬剤を整理し，日々の服薬管理

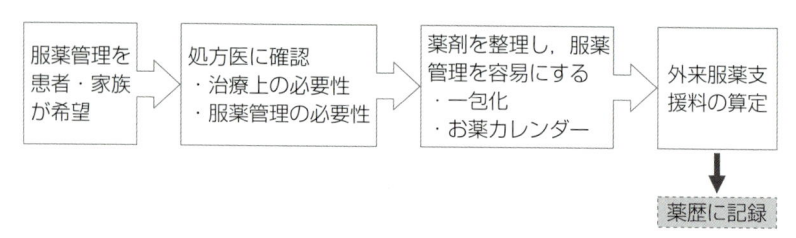

図4-6 外来服薬支援料の算定

が容易になるよう支援することができる（図4-6）．一包化を行う場合は，薬剤の飲み忘れ，飲み誤りを防止する，薬剤などを直接の被包から取り出して服用することが困難であるなど，治療上の必要性が認められる場合に行うものである点に注意する必要がある．

2 介護スタッフ向け訪問薬剤管理など薬に関する勉強会の開催

薬剤師の仕事を知ってもらうために，ケアマネジャーや介護スタッフに対して医薬品適正使用や在宅医療における薬剤師の役割についてのセミナーを開催している保険薬局が多くなっている．薬剤師が講師をすることで地域での連携のきっかけとなることも多い[2]．また，勉強会を開催すると副作用の初期症状かと思われる内容などの積極的な情報提供をもらえることも多くなる[2]．

なお，医薬品適正使用に関する勉強会向けの実験の映像をFacebook「くすりの正しい使い方シリーズ」[3]に掲載しているため，ぜひ活用してもらいたい．

ここがポイント！

- 薬剤師は患者の生活の質（QOL），日常生活動作（ADL）を維持，向上するために訪問薬剤管理を行っている．
- 薬剤師は薬だけを見ているのではなく，患者・利用者の生活を見て，薬と生活の最適化を目指している．
- 薬剤師の仕事を理解してもらう．薬剤師は自ら積極的に訪問薬剤管理の利点を伝える．

文 献

1) 榊原幹夫ほか：地域包括支援センター従業者の薬剤師業務に関する認識についてのアンケート調査. 薬局薬学, 6：133-141, 2014.
2) 榊原幹夫ほか：Evaluation of a New Workshop Designed for Care Managers on the Proper Use of Prescription Drugs and the Role of Pharmacists in the Community. 在宅薬学, 2：3-11, 2015.
3) Facebook「くすりの正しい使い方シリーズ」. Available at：〈https://www.facebook.com/kusuri-notadasiitukaita/videos〉

（榊原幹夫）

Column

　平成28年度（2016年）の診療報酬改定で，「多剤投薬の患者の減薬を伴う指導の評価」など新しい算定要件が加わった．

■ 病院，クリニックなど
● **効率化・適正化を通じて制度の持続可能性を高める視点として**
　残薬や重複投薬，不適切な多剤投薬・長期投薬を減らすための取り組みなど，医薬品の適正使用の推進の中に「多剤投薬の患者の減薬を伴う指導の評価」が新しく算定できるようになった．

● **基本的な考え方**
　特に複数の疾患を有する高齢者に，多種類の服薬を要することがあることから，薬剤に起因する有害事象の防止を図るとともに，服薬アドヒアランスを改善するために，保険医療機関において，多種類の服薬を行っている患者の処方薬剤を総合的に調整する取り組みを行い，処方薬剤数が減少した場合について評価をする．

薬剤総合評価調整加算 250点（退院時に1回）
入院時において6種類以上の内服薬（頓用薬及び服用を開始して4週間以内の薬剤は除く）を処方されていた入院患者について，複数の薬剤の投与により期待される効果と副作用の可能性等について総合的に評価を行い，処方内容を検討した結果，退院時に**2種類以上減少した場合**を評価する．

薬剤総合評価調整管理料 250点（月1回に限り）／連携管理加算 50点
外来受診時又は在宅医療受診時において6種類以上の内服薬（頓用薬及び服用を開始して4週間以内の薬剤は除く）を処方されていた外来患者又は在宅患者について，複数の薬剤の投与により期待される効果と副作用の可能性等について総合的に評価を行い，処方内容を検討した結果，受診時に2種類以上減少した場合を評価する． **連携管理加算**は，処方内容の調整に当たって，別の保険医療機関又は保険薬局との間で照会又は情報提供を行った場合は，連携管理加算を加算する．

■ 薬局
● **在宅薬剤管理指導業務の推進として**

在宅患者重複投薬・相互作用等防止管理料 30点
在宅療養を行う患者への処方に対して，処方医に疑義照会することにより，重複投薬・相互作用の防止，残薬に伴う処方日数の調整，**減薬などの薬物療法の適正化**が実施された場合を評価する．

　また，**かかりつけ薬剤師指導料** 70点の算定要件の中には，「継続的な薬学的管理のため，患者に対して，服用中の薬剤等を保険薬局に持参する動機付けのために薬剤等を入れる袋（いわゆる**ブラウンバッグ**）を必要に応じて配布し，その取り組みの意義等を説明すること」と記載された．

（榊原幹夫）

4 ブラウンバッグ運動からの医薬品適正処方・適正使用へのアプローチ

　2025年に迎えるであろう超高齢化社会に向けて，地域包括ケアシステムが構築されようとしている．地域医療の中で薬局薬剤師の担う役割は多く，処方箋調剤，OTC・健康食品・サプリメント・衛生材料の供給，在宅医療，災害時医療，休日夜間対応，学校薬剤師など，その役割はさまざまであり，「かかりつけ薬局」あるいは「健康情報拠点」として，地域市民の病気の予防から治療まで積極的に関わることが改めて求められている[1]．また，国が勧めているセルフメディケーションのサポートとして，簡易検査，OTC対応，健康に関する情報発信，医薬品適正使用についての市民への啓発など薬剤師が関わる部分は大きい[2]．

　そのような中で，一般社団法人土浦薬剤師会は2010年に「ブラウンバッグ運動」，2012年に「残薬及び重複処方実態調査」を実施した．その活動を通して，高齢者が健康食品・サプリメント・医薬品を多数使用している実態を把握すると共に，薬局薬剤師による積極的な薬学的管理（薬識，相互作用，残薬，服薬状況，有害事象の早期発見，アドヒアランス向上，処方設計への提言など）により，服薬状況改善，重複薬発見，処方変更，患者の薬への意識改革に繋がることを明らかにしてきた．高齢者のポリファーマシー問題を解決するために，かかりつけ薬局・薬剤師が積極的に薬の一元管理をしていく必要があり，このような活動に参加することは，そのきっかけとしてとても有効であると考えている．

ブラウンバッグ運動

1 ブラウンバッグ運動とは

　患者が日常的に服用している薬（医療用医薬品・OTC・サプリメントなど）を持参してもらい，副作用や相互作用の危険性などを薬局薬剤師が点検することで，潜在的な問題を早期発見・早期対策につなげるチェックプログラムであ

る[3]．1980年代のアメリカで始まり，茶色の紙袋に薬を入れて薬局に持ってくるように働きかけたことから「ブラウンバッグ運動」と名付けられた．イギリスでも，医療用医薬品，OTC，サプリメントの相談は Medicines Use Review と呼ばれ，薬局薬剤師の業務として確立されている[4]．日本では，日本薬剤師会が「ゲット・ジ・アンサーズ運動」の一部として支援している活動である[5]．また現在は，高齢者薬物治療適正化研究グループが中心となって，広島県（2009年），静岡県（2011年），京都府（2012年），兵庫県神戸市（2013年）の薬剤師会・薬局グループと共同で活動を続けている[6,7]．活動に関する詳細や成果は，研究グループのウェブサイト[8]にまとめてあるので，興味があれば参考にしてほしい．

2 ブラウンバッグ運動の実際

土浦薬剤師会では41人の薬局薬剤師がこのブラウンバッグ運動に参加し，2010年10月〜12月の3ヵ月間で薬局来局者，在宅やケアハウス利用者など51人を対象に実態調査を行った．対象者の内訳は，平均年齢70歳，男性2割，平均使用薬剤数は7.6剤であった．5剤以上の薬剤服用者が30人，重複投与ありが3人，血圧降下薬や糖尿病薬との併用注意薬使用が18人に認められるなど，服薬に関する潜在的な危険性が非常に大きいことが分かった．

また，調査実施に先立ち，サプリメント・健康食品の利用状況について市民へのアンケート調査も行った．土浦地域2ヵ所のイベント会場でのアンケート結果は成人（回答550人）で40％が使用し，中学・高校生（回答128人）でも13％が使用していた．成人では5種類以上使用している人もいた．サプリメントなどが市民に浸透していることが分かり，医療用医薬品だけでなく，OTC，サプリメントなどを含めた相互作用，重複投与をチェックする必要がある．かかりつけ薬局として，一元的にサプリメントを含む薬の管理を行うことが重要であるが，薬局の一元化ができない場合はお薬手帳を活用して相互作用・重複投与をチェックすることもできる．しかし，現実は，その都度医療機関の近くの薬局を利用し，お薬手帳も医療機関ごとに持っている事例があることは残念である．これからも薬局では，1冊にまとめたお薬手帳（薬局ごとに手帳を持っている例がある）所持の重要性を説明していくことになる．

このブラウンバッグ運動実施にあたっては，薬剤師を対象にした事前説明

表4-13 ブラウンバッグ運動の活動経過

年　月	活動内容
2010年 4月	ブラウンバッグ運動について理事会で説明
7月	地域市民の啓発と実態調査．土浦市老人会婦人部会「健康食品について」講和とアンケート調査
8月	会員向け「ブラウンバッグ運動」説明会 土浦市医師会を訪問し，活動内容を説明
9月	地域市民へ情報提供「広報つちうらへ広告掲載」 会員研修「健康食品により健康被害」筑波大学名誉教授　内藤裕史先生
10月	ブラウンバッグ運動資料配布開始「土浦薬剤師会ウェブサイト」掲載 （関連資料はウェブサイトよりダウンロード可能） 土浦市健康まつりにて地域市民へ情報提供とアンケート調査 阿見町さわやかフェアにて地域市民へ情報提供とアンケート調査
10月〜12月	薬局での調査．参加薬局：46薬局．聞き取り調査実績：51人
2011年 3月	日本薬学会で発表（東日本大震災のため開催中止）
2011年11月	茨城県薬剤師学術大会で発表

会，地域薬剤師会における集合研修（健康食品による健康被害），「くすりと健康の週間」などの地域イベントでの一般市民を対象にしたアンケート調査，地域広報誌にポスター掲載を行うことで，薬剤師や一般市民の啓発活動を行ったことが成功の要因であった．2010年に行った活動内容を**表4-13**にまとめた．

残薬及び重複処方実態調査

1 実態調査による薬剤師の介入

　前述のブラウンバッグ運動に続き，2012年には残薬や重複薬の問題に着目した実態調査を実施した（17薬局参加）．調査は4月〜6月，7月〜9月の2期に分けて，外来ならびに在宅患者合わせて110人から直接聞き取りを行い，問題がある場合は医師への疑義照会を行った．対象者の内訳は，平均年齢65歳，男性6割であった．「かかりつけ医あり」「かかりつけ薬局あり」「お薬手帳の活用あり」がいずれも8割を超えるなど，比較的服薬管理がうまくいっている患者集団だと思われた．しかしながら，残薬・重複薬の問題が104人（95％）で認められ，医師への情報提供を基に93人（85％）で処方の見直し（削除や日程調整）が行われた．また，複数の医療機関を受診していた例など重複処方の削除

第4章 ポリファーマシーの高齢者に対する服薬管理

```
処方内容
    レンドルミンD錠              1T    1x          就寝前      14日分
    クラビット錠500 mg           1T    1x          夕食後       7日分
    アダラートカプセル10 mg      2C    2x          朝夕食後    14日分
    ヒスロンH錠200 mg           3T    3x          毎食後      28日分
    バファリン配合錠A81          1T    1x隔日      朝食後      14日分
併用薬
    無
調剤方法
    ヒート・一包化・粉砕
薬の管理状況           薬識                服薬の理解度
    管理者：(本人)       本人：良            本人：良
    管理状況：良         介護者：            介護者：
服薬状況       残薬状況(14日分除いて)
    やや良       オキノーム散 74包    ガスターD錠10 mg  23T    オキシコンチン錠5 mg  11T
                リーゼ錠5 mg  3T     ラシックス錠20 mg 51T    クラビット錠500 mg    2T
                ヒスロンH錠200 mg  187T
            〔問題点〕 ＊＊医大  ○○医師処方の  ウルソ錠100 mg  6T  3x 毎食後
            ミヤBM散2 g  2x  酸化マグネシウム1 g  2x  も服用しています
副作用
    無
報告事項
    本人も服薬管理が不安ということでカレンダーを導入しました．
    一包化は嫌がるので「朝食後」「昼食後」というビニール袋に小
    分けをしてカレンダーに差し込み，ベッド近くの壁に貼りまし
    た（写真）．
    クラビットはカレンダー下部に下げました．
    オキノーム散は枕元に置きたいとのことでした．
    本人はカレンダーを気に入ったようです．
    毎日血圧を測るように血圧手帳を再度渡しました．
    アダラートL10 mgではないことを気にしていました（何年も服
    用してきたのでL錠が処方されると思っていた）．

    3月25日朝訪問：血圧が140/80 mmHg台になって，ふらつきが
    少ないと言っていました．
```

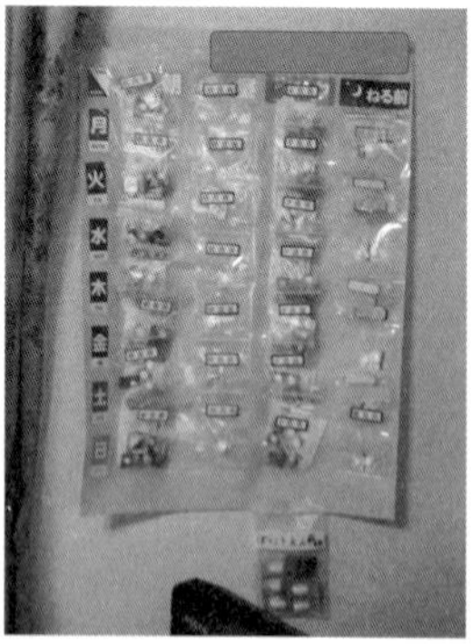

図4-7　残薬確認と主治医への報告例1

も21人（19％）あった．実際に主治医に報告した事例を**図4-7**，**図4-8**に示す．

この事例（**図4-7**）は，独居であり，広域病院の主治医・ケアマネジャー・訪問看護師との連携の中で対応したものである．初めに病院で関係者によるカンファレンスが開催された．服薬管理ができなくなり残薬があるということで，居宅療養管理指導の依頼を受けた．薬は患者の希望に沿って一包化ではなく，1回分ずつチャック付きビニール袋にPTPシートのままの状態でまとめて，お薬カレンダーにセットした．そのことにより飲み忘れがなくなった．主治医への報告は，服薬に関すること以外に，患者さんの生活状況も含めて報告した．副作用の可能性があったときは，報告書ではなく，電話ですぐに連絡をした．医師からも受診後，処方内容の変更など電話がかかってくるようになっ

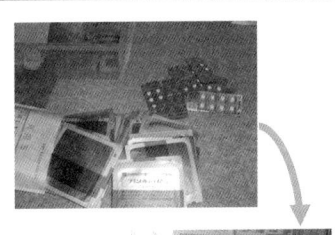

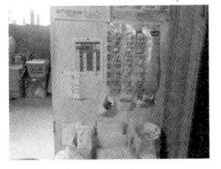

4 ブラウンバッグ運動からのアプローチ

独居，女性．家事全て介助

カレンダー導入
その後，ヘルパー管理に移行
認知症のため服薬管理困難

介護サービスを利用し自宅で過ごす
その後，施設入所となる

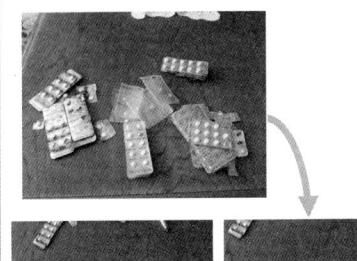

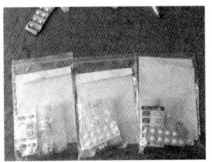

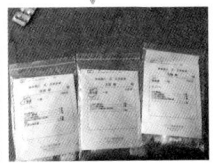

独居，男性．簡単な家事はこなす

他科受診あり
服用時点ごとにチャック付きビニール袋に
まとめた

その後，施設入所となる

図 4-8　残薬確認と主治医への報告例 2

た．介護環境（独居，家族状況，施設入所，認知症，サービス利用状況など）により対応を変化させる必要があり，医師を中心とした多職種連携がスムーズに構築できるかどうかが重要であった．

　残薬の理由として，忙しい・認知などの理由で飲み忘れ，剤形や服用時間などが合わず飲みにくい，治療内容が変わった，症状が改善した，医師に報告していない（言いづらい）などさまざまな要因があり，薬剤師による適切な対処（介入）が求められた．

　薬局で患者に服薬状況を確認すると「毎日きちんと飲めています．残薬はありません．併用薬はありません」と答える．しかし実態は，在宅訪問するとたくさんの残薬がみつかることがある．また，いつもと違うお薬手帳を持って来た際に確認すると，他に 2 ヵ所の医療機関にかかっていて，お薬手帳も 2 冊持っていると分かることは珍しくない．患者が「くすり」を正しく理解し適正に使用するために，薬剤師は丁寧に対応し，患者の信頼を得る必要がある．薬剤師だけでは対応できない状況も多く，医師，他職種と日頃からコミュニケーションをはかり，情報交換しやすい環境作りも大切である．

223

表 4-14　薬剤料・自己負担額の確認前後の変化

	薬剤料 （平均±SD）	薬剤料 （中央値）	自己負担額 （平均±SD）	自己負担額 （中央値）
確認前	27,850±45,170	19,980	4,818±4,466	3,720
確認後	22,370±43,820	14,580	3,767±4,000	2,400

薬剤料・自己負担額ともに有意に減少（Wilcoxonの符号付き順位検定，$P<0.0001$）

2 薬剤料・自己負担額の削減効果

　この実態調査では，残薬の個数ならびに薬剤名について確認の取れた102人の調査結果を基に薬価ベースの金額も算出している[9]．1人当たりの残薬総数は平均139錠（液剤や外用剤も含む）で，中央値は71錠であった．最も多い患者の場合1,665錠分の残薬があった．薬価を乗じた残薬の金額は100円未満から最大116,000円まで大きなばらつきが認められ，1人当たりの平均金額は6,800円，中央値は2,400円であった．さらに，残薬確認による薬剤料，自己負担額の削減効果についても解析した．調査を行った薬局薬剤師に，残薬・重複薬確認を行う前後で薬剤料（調剤報酬上の点数）および患者自己負担額がどのように変化したかを記入してもらった．その集計結果を表4-14にまとめた．薬剤料は約5,500円，自己負担額は約1,000円と有意に減少することが分かった．2016年4月からは，薬剤服用歴管理指導料に係る重複投与・相互作用防止加算として，処方変更が行われた場合は30点（300円）算定することができるようになった．薬局薬剤師が積極的に残薬・重複薬確認を行うことで，その数十倍もの医療費を削減できるのであれば，薬剤師の技術料として妥当なものと自信を持って言えるのではないか．

医薬品適正処方・適正使用に向けて

　薬局薬剤師が，ブラウンバッグ運動などに積極的に関わるメリットとして，①患者がどのような薬を服用しているのか知ることができる（お薬手帳だけでは不十分），②患者に「くすり」についてもっと知ってもらう（高齢者の知識，考えなどを含めて），③残薬の確認，重複投与，無駄な薬の発見，④服薬アドヒアランスの改善，⑤患者との信頼関係を構築し，かかりつけ薬局につなげる，⑥医師との信頼関係を構築し処方内容などについて話しあえる環境を作る，な

どが考えられる．さらに，医薬品の適正使用を実践するためには，薬剤師が薬学的管理をするだけではなく，市民が「くすり」について正しい理解をする必要があり，薬局内での対応だけでなく，地域イベントでの啓発，市民講座や学校での講演などで，「くすりの正しい使い方」「くすりとの正しい付き合い方」を啓発していくことも重要であると考えられた．

　一方，残薬ならびにそれによって発生する無駄な医療費対策は急務な課題である．残薬を確認して日数や投与回数を調整することで医療費を削減できることは，今回の調査でも明らかになっており，それを目的とした節約バッグ運動（福岡市薬剤師会）も実施されている．しかし，残薬が発生する原因はさまざまであり，その根本的解決を行うことが本当の意味での薬剤師による介入ではないか．特に高齢者においては，個々の症状に対する治療薬が処方され，多剤併用，長期における漫然投与といった問題が起きやすい．その処方を見直すためのツールとして，米国の「Beers基準」[10]，欧州の「STOPP/START」[11]，日本の『高齢者の安全な薬物療法ガイドライン2015』[12]といった薬剤リストが発表されている．これらを有効に活用し，服用できない薬剤を調整するのではなく，処方薬の見直しや削減を主治医と相談していくことが望ましい．また，その結果として，患者の服薬状況は改善したのか，好ましくない容体変化は見られないのかを薬剤師の視点でフォローアップしていくことが大切である．薬剤師による確認→介入→観察を繰り返していくことで，医薬品の適正使用が実現できるだけでなく，医師や患者からの信頼を獲得し，かかりつけ薬剤師としての本来の責任が果たせるのではないだろうか．

ここがポイント！

- ブラウンバッグ運動とは，薬局薬剤師による医薬品・サプリメントなどを点検し，副作用・相互作用など潜在的な問題の早期発見・早期対策につなげるチェックプログラムである．
- かかりつけ薬局は，薬剤師職能を活用し，地域市民の病気の予防から治療まで積極的に関わり，多職種とも連携し，市民の「くすり」の一元管理を実践していくことが求められる．

第4章 ポリファーマシーの高齢者に対する服薬管理

● 薬学的管理には，薬識，相互作用，残薬，服薬状況，有害事象の早期発見，アドヒアランス向上，処方設計への提言などが含まれ，薬剤師の視点でフォローアップしていくことが大切である．

文献

1) 日本医療薬学会：薬局の求められる機能とあるべき姿．2014．Available at：〈http://www.jsphcs.jp/cont/14/0107-1.pdf〉
2) 厚生労働省：健康情報拠点薬局（仮称）のあり方に関する検討会．2015.6.4
3) 赤沢 学：米国における持参薬管理―ブラウンバッグ運動と日本への導入―．月刊薬事，52：849-853，2010．Available at：〈http://plaza.umin.ac.jp/~brownbag/html/result_report/gekkan_yakuji_h22_06.pdf〉
4) 赤沢 学ほか：英国における地域薬剤師の高度業務から学ぶブラウンバッグ運動の新しい方向性―リスクコミュニケーションへの応用―．医薬品情報学，14：69-74，2012．
5) 日本薬剤師会：ゲット・ジ・アンサーズ運動．Available at：〈http://www.nichiyaku.or.jp/kokumin.php?global_menu=&side_menu=日薬アーカイブ&contents=ゲット・ジ・アンサーズ〉
6) Akazawa M, et al：Drug Utilization Reviews by Community Pharmacists in Japan：Identification of Potential Safety Concerns through the Brown Bag Program. Value Health, 1：98-104, 2012.
7) 草間真紀子：研究報告書（第2版）ブラウンバッグ運動―薬局薬剤師による服用薬の包括的な併用実態調査．2011．Available at：〈http://www.nichiyaku.or.jp/action/wp-content/uploads/2011/06/22_bb_report.pdf〉
8) 高齢者薬物治療適正化研究グループウェブサイト：Available at：〈http://brownbag.umin.jp/〉
9) 五十嵐 中ほか：薬局薬剤師による残薬及び重複処方実態調査―茨城県薬剤師会土浦支部・石岡支部との共同研究―．In：第2回杉浦地域医療振興賞・杉浦地域医療振興財団助成活動報告集，pp36-39，2013．
10) American Geriatrics Society 2012 Beers Criteria Update Expert Panel：American Geriatrics Society updated Beers Criteria for potentially inappropriate medication use in older adults. J Am Geriatr Soc, 60：616-631, 2012.
11) O'Mahony D, et al：STOPP/START criteria for potentially inappropriate prescribing in older people：version 2. Age Ageing, 44：213-218, 2015.
12) 日本老年医学会 編：高齢者の安全な薬物療法ガイドライン2015．メジカルビュー社，2015．

（金澤幸江，赤沢 学）

索引

日本語索引

■ あ行 ■

アセトアミノフェン　185
アドヒアランス　55, 57, 192
アミノグリコシド系抗菌薬　29
アルツハイマー型認知症　156
息切れ　113
胃食道逆流症　141
痛みの生物心理社会的モデル　181
一包化　55
うつ病　153
炎症性疼痛　181
お薬手帳　54, 220
オピオイド鎮痛薬　185

■ か行 ■

外来服薬支援料　215
過活動膀胱　65, 134
かかりつけ薬剤師　219
かかりつけ薬剤師指導料　218
かかりつけ薬局　219
ガバペンチン　188
カルボシステイン　117
関節リウマチ　170
肝代謝型の薬剤　30
偽性アルドステロン症　107
気道炎症　116
基本的生活動作調査票　201
逆流性食道炎　58
吸入指導　122
吸入ステロイド薬　116, 119
吸入デバイス　121
狭心症　83
虚血性心疾患　78

居宅療養管理指導　207, 208
起立性低血圧　58, 79
「くすり」の一元管理　225
クレアチニンクリアランス　27
クロストリジウム腸炎　150
クロライドチャネル・アクチベーター　144
経尿道的レーザー前立腺核出術　138
血管性認知症　156
血清クレアチニン値　27
血清低カルボキシル化オステオカルシン　167
血糖コントロール目標　128
原発性骨粗鬆症　162
原発性便秘　142
抗うつ薬　154
高カリウム血症　104, 105
高カルシウム血症　107
高血圧　64, 96
鉱質コルチコイド反応性低ナトリウム血症　108
高尿酸血症　73
抗不整脈薬　86, 87
高マグネシウム血症　65
抗リウマチ薬　177
抗利尿ホルモン不適合分泌症候群　108
高齢者総合機能評価　195
高齢者総合的機能評価（CGA）　56
高齢者の安全な薬物療法ガイドライン2015　48, 50, 55, 98
高齢者の服薬管理　7
誤嚥性肺炎（薬剤起因性）　24
骨折　21
骨粗鬆症　62, 161
骨粗鬆症治療薬　165

索引

■ さ行 ■

在宅医療　200
在宅患者重複投薬・相互作用等防止管理料　218
サルコペニア　9, 13, 113
三環系抗うつ薬　188
残薬　221
ジギタリス中毒　88
糸球体ろ過速度　28
糸球体ろ過量維持機構　106
刺激性下剤　144
ジゴキシン　29, 88
シスタチンC　28
シトクロムP450（CYP）　31, 150
主治医意見書　54
消化管出血　23
食道外症状　151
徐脈頻脈症候群　88
ジルチアゼム　88
侵害受容性疼痛　181
神経障害性疼痛　181
腎血流量の低下　26
心原性脳梗塞　86
身体機能障害　12
慎重投与薬　48
浸透圧下剤　144
腎排泄型の薬剤　26
心拍数調節　88
深部静脈血栓症　74
心不全　69
心房細動　86
錐体外路症状　22
推定糸球体ろ過速度　27
ステロイド長期連用　23
脆弱性骨折　163
正常血圧虚血性急性腎障害　105
喘息-COPDオーバーラップ症候群　119
選択的エストロゲン受容体モジュレーター　167

せん妄　22, 150
前立腺肥大症　134
相互作用リスク　40
操作障害リスク　121
早朝高血圧　57
塞栓症発症リスク評価　89
続発性便秘　142

■ た行 ■

大出血リスク評価　90
大腸通過遅延型　142
宅配食　66
多職種協働　198
多職種連携　223
チーム・モニタリング　204
長時間作用性抗コリン薬　113
重複薬　221
貼付剤　115
低カリウム血症　107, 123
低血糖　126, 127, 132
低レニン性収縮期高血圧　104
デュロキセチン　188
テリパラチド　166
転倒　21
糖尿病　59, 126
糖尿病性ケトアシドーシス　129
特に慎重な投与を要する薬物のリスト　5
トラマドール　186
トリアゾラム　30

■ な行 ■

日常生活機能　195
日本語版EQ-5D　200
乳酸アシドーシス　128, 132
尿中NTX値　168
認知機能障害　157
認知症　153, 156
ノイロトロピン®　187, 188
脳梗塞　88

索引

脳出血　90

■ は行 ■

排尿障害　20, 134
パーキンソン症候　22
バンコマイシン　29
皮脂欠乏性湿疹　65
副甲状腺ホルモン製剤　166
不整脈　86
ブラウンバッグ運動　219
フレイル　12, 13, 35, 124, 193
プレガバリン　188
プロトンポンプ阻害薬　149
併用禁忌　39
併用注意　39
ベラパミル　88
ヘルスリテラシー　183
ベンゾジアゼピン　31
便排出障害型　142
便秘　141
　——，原発性　142
　——，続発性　142
　——，薬剤性　144
訪問薬剤管理　206
訪問薬剤管理指導　208
歩行障害　21
発作性心房細動　87
ポリファーマシー　2
　——の実態　2
　——の問題点　3

■ ま行 ■

マクロライド　117
慢性腎臓病　104
慢性腎不全　73
慢性疼痛　180

慢性閉塞性肺疾患　110
ミスト製剤　113
メキシレチン　188
メチルキサンチン　116
メトホルミン　31
メナテトレノン　167
免疫抑制療法　175

■ や行 ■

薬学的管理指導計画　212
薬剤起因性老年症候群　5, 18
薬剤性便秘　144
薬剤総合評価調整加算　218
薬剤総合評価調整管理料　218
薬剤の粒子径　114
薬剤溶出型ステント　81
薬物アドヒアランス　186
薬物相互作用　31, 37
薬物有害事象　17, 97, 192
やせ　113
抑うつ　22

■ ら行 ■

リズムコントロール　87
るいそう　113
レートコントロール　88
レニン-アンジオテンシン系阻害薬　105
レビー小体型認知症　156
連携管理加算　218
老年症候群　11, 16, 192
　——，薬剤起因性　18

■ わ行 ■

ワクシニアウイルス接種家兎炎症皮膚抽
　出液製剤　187
ワルファリン　89, 91

229

外国語索引

ACOS　119
ADL　13
β遮断薬　88
$β_2$選択的作動性気管支拡張薬　112
barthel index　201
Beers 基準　48
BOT（basal supported oral therapy）　61, 130
BPSD（behavioral psychological symptoms of dementia）　157
　──の対症治療薬　158
BPT（basal supported prandial GLP-1 RA therapy）　130
CCr　27
CHA2DS2-VASc スコア　89
CHADS2 スコア　89
Cockcroft-Gault 式　28
COPD（chronic obstructive pulmonary disease）　110
COPD アセスメントテスト（CAT）　114
COX-2 選択的阻害薬　185
CYP 基質　34
CYP 阻害薬　32
CYP 誘導薬　33
DAPT（dual antiplatelet therapy）　81
DES（drug-eluting stent）　81
DIPS（drug interaction probability scale）　41
disability　12
DOAC　89, 91
DPP-4 阻害薬　61
DXA 法　161
eGFR　27

frailty　12, 35, 124
FRAX®　162, 164
GERD　141, 148
geriatric syndrome　11, 16
GFR　28
Giusti-Hayton 法　28
GLP-1 受容体作動薬　69
H_2受容体拮抗薬　149
HAS-BLED スコア　90
health literacy　183
ICS　116, 119
JSH2014　96
LAMA　113
LAMA／LABA 配合剤　118
NAB（nocturnal gastric acid breakthrough）　150
Newest Vital Sign の日本語版　183
NOAC　61, 82, 89, 91
NSAIDs　185
ODP（one dose package）　55
PDCA サイクル　204
PIM（Potentially Inappropriate Medication）　48
polypharmacy　2
PTH 製剤　166
PT-INR　91
QOL 評価　114
RA（rheumatoid arthritis）　170
RA 系阻害薬　105
SCr　27
SERM　167
SGLT2 阻害薬　33
STOPP and START　48, 49
WISDOM 試験　121
YAM 値　162, 163

高齢者のポリファーマシー
多剤併用を整理する「知恵」と「コツ」　　　ⓒ2016

定価（本体 2,400 円＋税）

2016 年 4 月 15 日　1 版 1 刷

編著者　秋下　雅弘

発行者　株式会社　南山堂

代表者　鈴木　肇

〒 113-0034　東京都文京区湯島 4 丁目 1-11
TEL 編集(03)5689-7850・営業(03)5689-7855
振替口座　00110-5-6338

ISBN 978-4-525-20391-7　　　Printed in Japan

本書を無断で複写複製することは，著作者および出版社の権利の侵害となります．
JCOPY ＜(社)出版者著作権管理機構　委託出版物＞
本書の無断複写は著作権法上での例外を除き禁じられています．複写される場合は，そのつど事前に，(社)出版者著作権管理機構(電話03-3513-6969，FAX 03-3513-6979，e-mail：info@jcopy.or.jp) の許諾を得てください．

スキャン，デジタルデータ化などの複製行為を無断で行うことは，著作権法上での限られた例外（私的使用のための複製など）を除き禁じられています．業務目的での複製行為は使用範囲が内部的であっても違法となり，また私的使用のためであっても代行業者等の第三者に依頼して複製行為を行うことは違法となります．